全国高等职业院校临床医学专业教材

临床技能实训指导

（供临床医学专业用）

主　审	昝雪峰　衡新华
主　编	吴　薇　王红卫
副主编	刘朝英　丁俊涛　蔡梦丽　汤曜华
编　者	（以姓氏笔画为序）

丁俊涛　王红卫　付文丽　刘朝英

汤曜华　吴　薇　钱建民　徐利敏

唐永美　黄　荣　康　冰　康专芳

蔡梦丽

中国健康传媒集团

中国医药科技出版社

内 容 提 要

　　《临床技能实训指导》主要包括内科学实训、外科学实训、妇产科学实训、儿科学实训、急救医学实训和中医学实训指导等内容。该实训指导以专业培养目标为导向，以职业技能培养为根本，满足岗位需求和学教需要，以岗位胜任力为导向，体现"岗、课、赛、证"统一。该实训指导体现了让学生"早临床、多临床、反复临床"的指导思想，使医学生在理论学习基础上，更好地理解和掌握临床实践的要点和方法，有助于提升医学生自身的临床操作动手能力，提高医疗质量和安全。同时在书中设有二维码，使用者可通过扫描二维码获得答案及详细解析。

　　本教材主要供高等卫生职业院校三年制临床医学专业学生及执业（助理）医师资格备考学生使用，也可作为相关专业工作人员参考用书。

图书在版编目（CIP）数据

临床技能实训指导 / 吴薇，王红卫主编 . -- 北京：中国医药科技出版社，2024.7. -- ISBN 978-7-5214-4772-9

Ⅰ. R4

中国国家版本馆 CIP 数据核字第 2024U4T770 号

美术编辑　陈君杞
版式设计　友全图文

出版　**中国健康传媒集团**｜中国医药科技出版社
地址　北京市海淀区文慧园北路甲 22 号
邮编　100082
电话　发行：010-62227427　邮购：010-62236938
网址　www.cmstp.com
规格　889×1194 mm $\frac{1}{16}$
印张　8 $\frac{3}{4}$
字数　262 千字
版次　2024 年 7 月第 1 版
印次　2024 年 7 月第 1 次印刷
印刷　北京京华铭诚工贸有限公司
经销　全国各地新华书店
书号　ISBN 978-7-5214-4772-9
定价　**39.00 元**

获取新书信息、投稿、为图书纠错，请扫码联系我们。

数字化教材编委会

主 编　吴　薇　王红卫

副主编　刘朝英　丁俊涛　蔡梦丽　汤曜华

编 者　（以姓氏笔画为序）

丁俊涛　王红卫　付文丽　刘朝英

汤曜华　吴　薇　钱建民　徐利敏

唐永美　黄　荣　康　冰　康专芳

蔡梦丽

前　言
PREFACE

随着现代医学的迅速发展，临床实践能力的培养已经成为医学教育的重要环节。临床医学是一门实践性很强的学科，如何培养会看病、善操作、能解决患者问题、促进患者健康的临床医师，既是社会对于医学教育的目标，也是医学教育工作者的孜孜索求。

近年来，我们在医学职业教育中发现，学生技能操作理论和实践水平参差不齐。究其原因，一是学生对于知识的理解不够深入，没有将理论与实践很好地融会贯通，内化为熟练流畅的习惯动作；二是教师在教学过程中忽略了动作分解和要领把握；三是没有合适的参考书供学生课前预习和课后复习训练。为了更好地适应临床教学需求，提升医学生的临床技能水平和综合素质，我们编写了《临床技能实训指导》，以加强及巩固技能操作学习，为学生今后专业训练和临床操作提供更规范的学习参考。本书涵盖了内科、外科、妇产科、儿科、急救医学、中医学等多个临床学科，旨在为广大医学生和教师提供一本实用、系统的实训指导教材。

本书的适用对象主要为高等职业院校三年制临床医学专业学生，旨在培养学生良好的职业道德，使学生能较熟练地掌握临床基本技能，培养基本的临床思维，为将来的临床实习及临床工作奠定基础。本书的主要内容包括十个内科学实训项目、十一个外科学实训项目、七个妇产科学实训项目、五个儿科学实训项目、八个急救医学实训项目及四个中医学实训项目。本书特别强调操作流程的标准化与细节化，并通过图文并茂的方式，详细解读各项实训操作的步骤，力求做到讲解清晰，易于理解和操作；同时配合测试练习，增强学习的针对性和实用性。此外，本书还特别增设了实训操作与注意事项、重难点知识点以及执业（助理）医师资格考试实践部分重点考点，帮助读者在实际操作过程中避免常见的错误，确保安全有效地学习。我们希望通过本书的学习与指导，让每位医学生都能在实训中得心应手，为未来的医疗工作和执业助理医师资格考试打下坚实的基础。

本书的编者均来自教学和临床工作一线，他们将自己丰富的教学与临床实践经验凝聚于书中，确保内容的科学性与前瞻性。各位编者在编写过程中广泛阅读与参考，成书后反复自审和交叉审校，体现了高度的责任心。尽管付出了很大努力，但限于编者水平，本书难免有不足之处，恳请广大师生不吝赐教、批评指正，以便在下一次修订时进一步完善。

编　者
2024 年 5 月

目 录
CONTENTS

| 第四章　儿科学实训 |

| 第五章　急救医学实训 |

| 第六章　中医学实训 |

| 参考文献 |

实训一　吸氧术

一、学习目标

▶▶ **知识目标**

能够说出吸氧术的操作步骤、方法、适应证及禁忌证；能够描述吸氧术的操作准备；能够阐述吸氧术的操作目的。

▶▶ **能力目标**

能够准确判断患者是否需要吸氧，并选择合适的吸氧方式，能够熟练准备和操作吸氧所需的设备和器械；能够正确进行吸氧术操作；能够根据患者的病情调整氧气流量，确保患者安全和舒适。

▶▶ **素质目标**

增强对患者状况的观察力和分析能力，以便及时发现低氧血症的迹象；培养耐心和细心，加强沟通技巧，能够有效向患者及其家属解释吸氧治疗的必要性和过程；提升应对压力的能力，保持冷静处理突发情况和紧急状况；注重团队合作，不断学习和更新专业知识，了解医疗科技的发展和最新的临床实践指南。

二、重点与难点

（一）重点

1.吸氧术的操作步骤、方法。

2.吸氧术的适应证及禁忌证。

（二）难点

1.吸氧术的操作关键点，如氧流量的设定、吸氧方式的选定等。

2.吸氧术的并发症及处理。

三、适应证与禁忌证

（一）适应证

1.**低氧血症**　包括急性和慢性肺部疾病（如肺炎、慢性阻塞性肺疾病、支气管哮喘）、心力衰竭、贫血等导致的低氧血症。

2.**呼吸困难**　如急性呼吸窘迫综合征（ARDS）、慢性阻塞性肺疾病急性加重期等。

3.**其他**　高海拔病、手术后或严重创伤后、中毒或麻醉等情况。

（二）禁忌证

1. 吸氧过多：长时间高浓度吸氧可能导致氧中毒。

2. 某些肺部疾病：如肺大疱、肺气肿等，高浓度吸氧可能加重病情。

3. 某些心脏病：如心肌梗死等，高浓度吸氧可能加重心脏负担。

4. 某些特殊人群：如未经治疗的右至左分流的先天性心脏病患者，高浓度吸氧可能使血液中的氧气含量过高，导致全身组织缺氧。

5. 对氧气过敏者。

四、实训内容

（一）操作前准备

1. **操作者准备**　衣着整洁、仪态大方、举止端庄、态度和蔼。洗手，戴口罩、帽子。备齐用物，放置合理。

2. **患者准备**　向患者解释操作步骤和相关注意事项，告知其配合操作者。

3. **物品准备**　氧气瓶或中心供氧氧气装置、氧气表1套、湿化瓶1个、蒸馏水1瓶、一次性吸氧管1根、棉签2~4根、弯盘或医疗垃圾桶1个、纱布1~2块、手电筒1个、扳手1个、快速手消毒剂1瓶、用氧记录单、治疗碗（内盛温开水）。

（二）操作步骤

1. **准备工作**

（1）操作者洗手，将所用物品携至床旁。

（2）核对患者及床号，告知患者操作目的，取得患者配合。

（3）戴帽子、口罩。

（4）协助患者取舒适体位（半卧位或平卧位）。

2. **装表（分两种情况）**

（1）氧气瓶安装法　①打开总开关（逆时针旋转1/4周），放出少量气体后迅速关闭（顺时针旋转）；②然后将氧气表稍向后倾斜置于氧气瓶气门上，先用手旋紧，再用扳手拧紧，使氧气表直立于氧气瓶旁；③连接湿化瓶；④确认流量开关呈关闭状态，打开总开关，再打开流量开关，检查氧气装置无漏气，关闭流量开关后待用。

（2）中心供氧装置安装法　将氧气表头插入中心供氧通道氧气流出口内，连接湿化瓶；打开流量开关，检查全套氧气装置无漏气后待用。

3. **选择给氧方法**

（1）单侧鼻导管法　①用手电筒检查患者的鼻腔，执笔式拿手电筒；②湿棉签清洁一侧鼻孔；③连接一次性吸氧管，调节氧流量；④将鼻导管插入温开水中润滑并检查氧气流出是否通畅，有无漏气；⑤随后将鼻导管轻轻插入患者鼻孔内（鼻导管伸入鼻腔长度约为鼻尖至耳垂的2/3）；⑥用蝶形胶布固定吸氧管；⑦记录给氧时间、氧流量；⑧向患者及家属交代注意事项；⑨清洁患者面部及整理床位。

（2）双侧鼻导管法　①用手电筒检查患者的鼻腔；②湿棉签清洁两侧鼻孔；③连接一次性吸氧管，调节氧流量；④将鼻导管插入温开水中润滑并检查氧气流出是否通畅，有无漏气；⑤将吸氧鼻导管轻轻插入患者两侧鼻孔内（深约1cm）；⑥导管环绕患者耳部向下放置，调节松紧扣，固定吸氧管；⑦记录给氧时间、氧流量；⑧向患者及家属交代注意事项；⑨清洁患者面部及整理床位。

（3）面罩法　面罩置于患者口鼻部，调整好位置，松紧带固定，再将氧气管连接于面罩的氧气进孔（呼出气体从面罩两侧孔排出），调节氧流量成人为6~8L/min，小儿为1~3L/min。

（4）鼻塞法 将鼻塞连接橡胶管，调节氧流量，清洁鼻腔后直接塞入一侧鼻孔的鼻前庭内给氧，鼻塞大小以恰能塞住鼻孔为宜，勿深入鼻腔之中。此方法适用于长期吸氧的患者。

（5）氧气枕法 氧气枕的一角有橡胶管，并带有调节夹以调节氧流量。使用时将氧气枕灌满氧气，橡胶管连接于湿化瓶导管，调节氧流量即可使用。

4. 记录整理 记录开始给氧时间、氧流量，并向患者及家属交代注意事项。

5. 停止吸氧

（1）核对患者。

（2）取下鼻导管，纱布擦净鼻部。

（3）若为中心供氧时，先关流量开关，再卸氧气表；若为氧气瓶供氧时，先关闭流量开关，再关总开关，重开流量表，放尽余气，再关闭流量表开关，最后卸氧气表。

（4）安置患者，清理用物。

（5）洗手，记录停氧时间、患者情况。

（三）注意事项

1. 氧气瓶安置注意事项如下。

（1）放在阴凉处，离暖气1m以上，离火炉5m以上。

（2）筒上应标有"严禁烟火"标志。

（3）做好四防，即防火、防油、防震、防热。

（4）搬运时，勿撞击。

（5）氧气表及螺旋口勿涂油，也不用带油的手装卸。

（6）有氧气瓶病室内严禁吸烟。

2. 氧气瓶使用后注意事项如下。

（1）氧气瓶内氧气不可用尽。

（2）压力表指针至0.5MPa时，即不可再用。

（3）用纱布包裹氧气瓶接口，防灰尘入内，以免再次充气时引起爆炸。

（4）对未用或已用空的氧气瓶，应分别标"满"或"空"的标志。

3. 患者在用氧过程中，要经常观察缺氧状况有无改善、氧气装置有无漏气，视病情调节氧流量。鼻腔分泌物多者应经常清除，防止导管阻塞，而失去用氧的作用。

4. 经常检查氧气是否通畅。

5. 爱护患者，操作过程中动作轻柔，密切观察患者全身情况，及时与专科医生联系。

五、执业（助理）医师考试重点考点

1. 停氧时，操作者须先拔导管，再关闭氧气开关。

2. 若为中心供氧时，先关流量开关，再卸氧气表；若为氧气瓶供氧时，先关闭总开关，放尽余气，再关闭流量开关，最后卸氧气表。

六、测试练习与解析

1. 患者血气分析提示$PaO_2>37mmHg$，$PaCO_2>69mmHg$，应采用下列哪种给氧方式（　　）

A. 低流量、高浓度持续给氧　　　　B. 低浓度、高流量持续给氧

C.低流量、低浓度持续给氧　　　　D.低流量、低浓度间断给氧

E.高流量、高浓度间断给氧

2.下列情况哪项不是缺氧的主要临床表现（　　）

A.烦躁不安，脉搏增快　　　　B.喘息，鼻翼扇动　　　　C.四肢末梢发绀

D.血压下降　　　　E.神志不清

3.使用氧气时，下列哪项处理措施不妥（　　）

A.氧气瓶放置阴凉处　　　　B.氧气瓶不可用力振动

C.氧气开关处不可涂油　　　　D.吸氧过程应注意观察缺氧改善情况

E.筒内氧气得用尽后才充气，以免浪费

实训二　吸痰术

一、学习目标

▶▶ 知识目标

能够说出吸痰术的操作步骤、方法、适应证及禁忌证；能够描述吸痰术的操作要点；能够阐述吸痰术的操作目的。

▶▶ 能力目标

能够准确判断患者是否需要进行吸痰术；能够正确执行吸痰操作，包括插管、吸引和应用适当的负压；能够对患者在吸痰过程中的反应进行监测和评估。

▶▶ 素质目标

培养同情心和耐心，对待患者的需求要给予充分的关注和理解；增强手眼协调能力和精细动作的控制能力；提升临床判断力和决策能力。

二、重点与难点

（一）重点

1.吸痰术的操作步骤、方法。

2.吸痰术的适应证及禁忌证。

（二）难点

1.吸痰术的操作关键点，如严格按照无菌要求操作，吸痰动作轻柔、快速等。

2.吸痰术的并发症及处理。

三、适应证与禁忌证

（一）适应证

1.危重、老年、昏迷及麻醉后患者因咳嗽无力、咳嗽反射迟钝或会厌功能不全，不能自行清除呼吸道分泌物。

2.误吸呕吐物而出现呼吸困难时。

3.在患者窒息的紧急情况时，如溺水、吸入羊水等。

（二）禁忌证

1.肺出血时不宜频繁吸痰。

2.气管内注射肺表面活性物质后半小时不宜吸痰。

四、实训内容

（一）操作前准备

1.操作者准备 衣着整洁、仪态大方、举止端庄、态度和蔼。洗手，戴口罩帽子。备齐用物，放置合理。核对患者信息，了解病史，评估患者意识、配合度、是否存在吸痰术的禁忌证等。

2.患者准备 向患者及其家属解释操作目的及配合方法，消除患者顾虑，取得患者同意。患者取舒适卧位。

3.物品准备 电动吸引器或中心吸引器1个。治疗盘1个、治疗碗1个、适宜型号的一次性吸痰管数根、棉签2~3根、弯盘1个、纱布1~2块、治疗巾1~2条、手电筒1个、一次性医用手套。无菌0.9%氯化钠溶液。必要时备压舌板、开口器、舌钳、多头电插板等。

（二）操作步骤

1.准备工作

（1）操作者洗手，将所用物品携至床旁。

（2）核对患者及床号，告知患者操作目的，取得患者配合。

（3）戴帽子、口罩。

（4）协助患者取半卧位或平卧位。检查患者口鼻腔，如有活动性义齿应取下。铺治疗巾，将患者头偏向一侧，以防止舌后坠，方便吸痰。昏迷患者可用压舌板或张口器帮助张口。

2.吸痰器准备

（1）打开吸痰器电源，检查吸引器性能是否良好，吸引管道是否通畅，调节负压，一般压力成人40.0~53.3kPa（300~400mmHg），儿童<40.0kPa（300mmHg）。

（2）打开吸痰管包装，戴一次性手套。取出吸痰管，连接吸痰管与负压吸引器。试吸少量0.9%氯化钠溶液，检查吸痰管是否通畅，并湿润导管。

3.咽喉部吸痰的操作（经口腔插入）

（1）插管 一手反折吸痰管末端，阻断负压，另一手（戴手套的手）持吸痰管前端，经口腔插入患者咽喉部（经口插管深度为14~16cm，经鼻腔插管深度为22~25cm，原则上不超过气管插管长度，插至合适深度，遇阻力向外退出1cm后吸引）。

（2）吸痰

1）浅部吸痰 放松吸痰管末端反折，吸尽口腔及咽喉部分泌物。吸痰过程中，应左右旋转，向上提拉，动作轻柔，操作流畅。每次抽吸时间<15秒，一次未吸尽时，间隔3~5分钟后再吸。

2）深部吸痰 更换吸痰管。再次反折吸痰管末端，另一手持吸痰管前端，在无负压的状态下，在患者吸气时插至气管深部（声带在吸气时打开）。

（3）吸痰时以轻巧的动作左右旋转、向上提拉，以便吸尽气管内的痰液。

4.吸痰后操作

（1）吸痰后抽吸0.9%氯化钠溶液冲洗管道，关闭吸引器开关。取下用过的吸痰管与手套一并丢弃至医疗垃圾桶内。

（2）检查患者鼻腔有无出血及鼻黏膜损伤。用纱布擦拭患者脸部分泌物，取下治疗巾。

（3）询问患者感受，协助患者取舒适卧位。整理操作器械。

（4）洗手，记录痰量及性质。观察患者呼吸是否改善、痰液吸引情况，严密观察生命体征、SpO_2 情况。

（三）注意事项

1.一次吸引时间不宜超过15秒，连续吸引总时间不超过3分钟。吸引负压不可过大，一般成人为300～400mmHg，小儿为250～300mmHg，以免损伤呼吸道黏膜。

2.插管时不应有负压，以免损伤呼吸道或口腔黏膜。

3.注意每根吸痰管只能使用一次，不可重复使用。

4.储液瓶内痰液应及时倾倒，瓶内液体不能超过瓶体的2/3量，以免将液体吸入气泵内损坏机器。

5.吸引管及储液瓶要定时消毒，痰液（在吸痰前吸痰瓶放含氯消毒剂，最终比例为1∶1000）消毒后再倾倒。

6.气管插管或气管切开，应先吸气管，再吸口、鼻腔，吸痰管要严格分开使用，吸口、鼻腔后的管不能吸气管。

7.痰液黏稠时，可配合叩背、蒸汽吸入、雾化吸入等方法使痰液稀释。

8.从口腔吸痰有困难者，可从鼻腔抽吸。

9.吸痰过程中，患者如发生发绀、心率下降等缺氧症状时，应当立即停止吸痰，待症状缓解后再吸。

五、执业（助理）医师考试重点考点

1.每次抽吸时间<15秒；一次未吸尽时，间隔3～5分钟后再吸。

2.在插管过程中，一定要一手反折吸痰管末端，阻断负压，以免损伤黏膜。

六、测试练习与解析

1.病变部位在肺上叶时，体位引流时应采取（　　）

　　A.俯卧位　　　　　　　　B.侧卧位　　　　　　　　C.仰卧位

　　D.头低足高位　　　　　　E.坐位或半坐位

答案解析

2.以下关于叩击震颤排痰的叙述正确的是（　　）

　　A.从下至上，从外至内　　　B.从上至下，从外至内　　　C.从下至上，从内至外

　　D.从上至下，从内至外　　　E.以上都是

3.患者，男，65岁，因呼吸困难行气管插管呼吸机辅助呼吸，第二天突然出现 SpO_2 下降至90%，呼吸机高压报警，听诊双肺湿啰音，正确的处理方法是（　　）

　　A.给患者翻身叩背　　　　　B.调整呼吸机参数　　　　C.雾化吸入

　　D.立即给患者吸痰　　　　　E.应用呼吸兴奋剂

实训三　穿脱隔离衣

一、学习目标

▶▶ 知识目标

能够了解穿脱隔离衣的重要性，正确掌握穿脱隔离衣的具体操作；能够说出穿脱隔离衣的具体

操作步骤；能够阐述穿脱隔离衣过程中的注意事项及穿隔离衣的适应证。

▶▶ **能力目标**

能正确穿脱隔离衣。

▶▶ **素质目标**

具有良好的人际关系，团队协作能力强；具有良好的心理素质和身体素质；具有自我保护意识。

二、重点与难点

（一）重点

1.穿脱隔离衣的操作步骤。

2.穿脱隔离衣时注意无菌原则。

（二）难点

1.穿脱隔离衣的方法。

2.穿脱隔离衣的注意事项。

三、适应证与禁忌证

（一）适应证

1.接触经接触性传播的感染性疾病患者。如面对传染病患者、多重耐药菌感染的患者和特异性感染（破伤风、气性坏疽等）患者时。

2.患者进行保护性隔离时。如骨髓移植、大面积烧伤、器官移植等诊疗和护理时。

3.可能受到患者体液、血液、排泄物和分泌物喷溅时。

（二）禁忌证

穿隔离衣时勿触及隔离内面，穿好隔离衣不能随意走动，不能进入清洁区等。

四、实训内容

（一）操作前准备

1.操作者准备　着装整洁、洗手、戴口罩、取下手表、卷袖过肘。

2.物品准备　隔离衣、衣架、流水装置、手刷及消毒双手用物。

（二）操作步骤

1.穿隔离衣

（1）洗手　戴好帽子、口罩，取下手表，卷袖过肘，洗净双手。

（2）取衣　手持衣领，取下隔离衣，将清洁面朝向自己，有腰带的一面向外。

（3）穿袖　将衣服向外折，对齐肩缝，露出肩袖内口。一手持衣领，另一手伸入袖内并向上抖，注意勿触及面部，拉衣领使手露出。换手持衣领，同法穿好另一衣袖。

（4）系领　两手持衣领沿衣领边缘由前向后，找到领扣，扣好领扣。

（5）系袖带　扣好袖扣或系上袖带。

（6）系腰带　解开腰带，从腰部向下约5cm处向前提拉，将隔离衣后身向前拉，找到衣边捏住，见到衣边捏住，依同法将另一侧衣边捏住，两手在背后将两侧衣边对齐，向一侧按压折叠，以一手按住，另一手将腰带拉至背后压住折叠处，在背后交叉，回到前面打一活结，系好腰带。

2.脱隔离衣

（1）解腰带　解开腰带，将腰带牵至身前，在前面打一活结。

（2）塞袖　解开袖口，在肘部将部分袖管塞入袖内，暴露前臂。

（3）消毒双手　双手浸泡于有消毒液的盆内，用刷子按顺序从前臂至指尖刷洗2～3分钟，再用清水冲洗，擦干。

（4）解开衣领。

（5）脱衣袖　一手伸入另一侧袖口内，将衣袖下拉过手（用清洁手指，牵拉袖口内的清洁面，直至包裹全部手指），再用遮盖住的手在外面拉下另一衣袖。两手在袖内使袖子对齐，双臂逐渐退出。

（6）叠衣　双手持衣领，将隔离衣两边对齐。

（7）挂衣　将隔离衣挂回衣架。如隔离衣挂在半污染区，则清洁面向外；如挂在污染区，则污染面向外。

（三）注意事项

1.隔离衣的长度要合适，需全部遮盖工作服，如有破洞，应立即更换。

2.隔离衣每日更换，如有潮湿或污染，应立即更换。

3.穿脱隔离衣过程中避免污染衣领和清洁面，始终保持衣领为清洁面。

4.穿好隔离衣后，双臂保持在腰部以上、视线范围以内，不得进入清洁区，避免接触清洁物品。

5.消毒手时不能沾湿隔离衣，隔离衣也不可触及其他物品。

6.脱下的隔离衣如挂在半污染区，清洁面向外；挂在污染区则污染面向外。

五、执业（助理）医师考试重点考点

1.隔离衣的清洁区主要包括隔离衣内侧面和衣领，穿脱时一定要避免污染。

2.一定要先清洁双手后再解开衣领，因为衣领属于清洁区。

六、测试练习与解析

1.穿脱隔离衣时要避免污染的部位是（　　）

    A.腰带以上　　　　　　　B.袖口　　　　　　　　C.胸前

    D.衣领　　　　　　　　　E.背部

答案解析

2.穿脱隔离衣时，除了下列哪项外均应注意（　　）

    A.穿脱隔离衣时需将工作服完全遮盖

    B.穿时避免接触清洁物品

    C.系领扣时勿使衣袖触及衣领及工作服及工作帽

    D.在病区走廊挂隔离衣时，应注意污染面在内

    E.以上都是

3.隔离病区工作人员进入潜在污染区时需（　　）

    A.随意进出　　　　　　　B.穿工作服　　　　　　　C.穿隔离衣

    D.穿防护服　　　　　　　E.穿手术服

实训四 静脉穿刺术

一、学习目标

▶▶ 知识目标

了解临床静脉穿刺术的重要性，能够正确掌握静脉穿刺术的具体操作；能说出静脉穿刺术的概念及具体操作步骤；能够阐述静脉穿刺过程中的注意事项；能够说出静脉穿刺术的适应证和禁忌证。

▶▶ 能力目标

能规范应用临床常用诊疗技术进行日常诊疗；能够学会正确的临床思维方法，用内科学知识分析临床问题，并根据病史及临床表现对疾病做出初步诊断，并制订正确合理的治疗措施。

▶▶ 素质目标

培养耐心与细心，具有良好的人际关系，团队协作能力强。具有良好的心理素质和身体素质，具有良好沟通的技巧。

二、重点与难点

（一）重点

1.静脉穿刺术的适应证和禁忌证。

2.静脉穿刺术的具体操作。

（二）难点

1.静脉穿刺术的注意事项。

2.静脉穿刺术的具体操作。

三、适应证与禁忌证

（一）适应证

1.需要留取静脉血标本的各种血液化验检查的患者。

2.需要开放静脉通道输液或进行相关检查。

3.通过留置导管建立深静脉通道，用于胃肠外营养或快速补液治疗的患者。

4.危重症患者及采血困难患者急症处理。

5.中心静脉压（central venous pressure，CVP）测定。

（二）禁忌证

1.穿刺部位有感染、破溃为绝对禁忌证。

2.有明显出血倾向者为相对禁忌证。

四、实训内容

（一）操作前准备

1.操作者准备 衣着整洁、仪态大方、举止端庄、态度和蔼。洗手，戴口罩帽子。核对患者信息，评估穿刺部位皮肤，有无破溃、感染、瘢痕、硬结。选择表浅、粗直、弹性良好、不易滑动的静脉。

2.患者准备　向患者及其家属解释操作目的及配合方法，消除患者顾虑，取得患者同意。嘱患者取舒适体位，告知需要配合的事项：主要是在穿刺过程中保持穿刺肢体不动。

3.物品准备　治疗盘1个、皮肤消毒液（75%乙醇或0.5%碘伏或安尔碘等）、无菌静脉穿刺针、止血带、真空采血管、试管架、无菌纱布或棉球若干、消毒棉签1盒、无菌手套1双、锐器盒、污物桶、输液贴、治疗巾、垫枕、快速手消毒液。

（二）操作步骤

1.核对沟通　备齐用物，携至床旁。再次核对患者姓名、腕带、床号等基本信息并解释和交代注意事项，取得患者的配合。

2.肘正中静脉穿刺

（1）检查静脉穿刺针　打开一次性静脉穿刺针包装，将针头和针筒紧密连接，并使针尖斜面对准针筒刻度，抽拉针栓检查有无阻塞和漏气，最后排尽注射器中的空气，备用。

（2）选择静脉　受检者取坐位，掌心向上，暴露穿刺部位皮肤，上臂稍外展，充分暴露肘正中静脉。

（3）扎压脉带　在肘横纹上方约6cm处扎紧压脉带，嘱患者握拳。此时，肘正中静脉充盈后即明显显现。若患者皮下脂肪较厚，可触摸寻找有明显弹性和张力的部位即为充盈的静脉。

（4）消毒　用碘伏以穿刺点为中心螺旋式消毒穿刺部位皮肤2~3遍，直径大于5cm。

（5）进针

1）注射器　取下注射器针帽，以左手拇指绷紧穿刺部位下端皮肤，右手拇指和中指持注射器针筒，食指固定针头下座，使针头斜面和针筒刻度向上，沿静脉走向使针头与皮肤成30°角斜行快速刺入皮肤，见回血后，再将针头顺势沿血管方向前进少许，以免针头滑出，但不可用力穿刺，防止穿透血管壁而造成血肿。

2）采血针　左手拇指绷紧静脉穿刺部位下端皮肤，右手拇指和食指持采血针，针头斜面向上，沿静脉走行，与皮肤成20°~30°角快速刺入皮肤（图1-4-1）。见到回血后，针头再沿静脉走行向前送入少许，固定采血针。将采血针另一端插入真空采血管内进行采血。切勿粗暴地反复多次穿刺，以免造成血管壁损伤和出血。

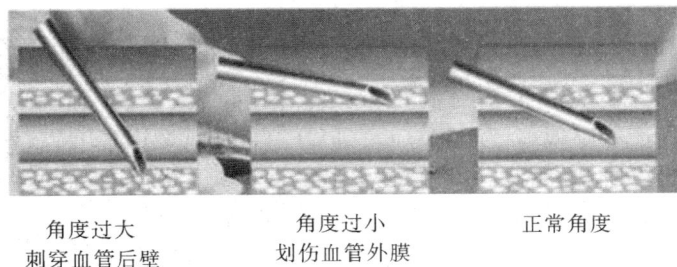

| 角度过大 | 角度过小 | 正常角度 |
| 刺穿血管后壁 | 划伤血管外膜 | |

图1-4-1　静脉穿刺进针角度

（6）拔针　抽取所需的血量。采血完毕后，松开止血带，嘱患者松拳，缓慢拔针并用无菌棉签按压穿刺点3~5分钟，确定局部无出血，将采血针弃于锐器盒内，收拾操作用物，按医疗废物处理原则清理用物，妥善处理。及时送检血标本，以免影响检验结果。

（三）注意事项

1.有出血倾向或凝血功能障碍者禁用此法，以免引起内出血。

2.必须严格无菌操作，以防感染。

3.如抽出鲜红色血液表示误入动脉，应立即拔出，压迫穿刺点5分钟。

4.尽量避免反复穿刺，一般穿刺3次不成功应停止。

5.穿刺后妥善压迫止血，防止局部血栓形成。

6.注意观察患者反应。

五、执业（助理）医师考试重点考点

1.如果浅静脉穿刺不成功，还可以选择股静脉、颈外静脉、锁骨下静脉等进行穿刺。

2.股静脉的进针方向与穿刺部位的皮肤呈30°～45°，顺应血流方向或成垂直方向。

六、测试练习与解析

1.外周静脉穿刺选择穿刺部位时，以下说法错误的是（　　）

　　A.避开关节部位　　　　　　　　　B.尽量避免在下肢留置导管

　　C.可选择在瘫痪侧肢体留置导管　　D.避免相同部位反复穿刺

　　E.避免在感染部位

2.静脉注射时，应在穿刺点上方（　　）处扎止血带

　　A. 1～2cm　　　　　　　B. 3～4cm　　　　　　　C. 5～7cm

　　D. 8～10cm　　　　　　 E. 12cm

3.静脉穿刺术时，皮肤消毒范围直径大于（　　）

　　A. 5cm　　　　　　　　 B. 8cm　　　　　　　　 C. 10cm

　　D. 2cm　　　　　　　　 E. 15cm

答案解析

实训五　胸腔穿刺术

一、学习目标

▶▶ 知识目标

了解胸腔穿刺术的重要性，能够正确掌握胸腔穿刺术的具体操作；能够说出胸腔穿刺术的概念及具体操作步骤；能够阐述胸腔穿刺过程中的注意事项；能够列举胸腔穿刺术的适应证和禁忌证。

▶▶ 能力目标

能规范应用临床常用诊疗技术，进行日常的诊疗；能够学会正确的临床思维方法，用内科学知识分析临床问题，并根据病史及临床表现对疾病做出初步诊断，并制订正确合理的治疗措施。

▶▶ 素质目标

具有耐心细致的工作态度，具有良好沟通能力。

二、重点与难点

（一）重点

1.胸腔穿刺术的适应证及禁忌证。

2.胸腔穿刺术规范的操作步骤。

（二）难点

1.正确进行胸腔穿刺术。

2.胸腔穿刺术相关注意事项。

三、适应证与禁忌证

（一）适应证

1.大量胸腔积液、血胸、气胸有压迫症状，影响呼吸和循环功能者。

2.诊断性穿刺。

3.脓胸。

4.需胸腔内药物灌注治疗者。

（二）禁忌证

1.胸膜广泛粘连者。

2.反复剧烈咳嗽难以定位者。

3.严重心肺功能不全，极度衰弱不能耐受者。

4.精神异常等不能配合者。

5.穿刺局部皮肤有炎症者。

6.凝血功能障碍者。

四、实训内容

（一）操作前准备

1.操作者准备　洗手，戴帽子，戴口罩。核对患者信息，查阅病历以及相关辅助检查，测血压、脉搏，检查胸部体征，评估患者是否存在胸腔穿刺术的禁忌证等。

2.患者准备　向患者说明穿刺的目的和大致过程，消除患者顾虑，取得患者同意。告知患者操作过程中若感到头晕、恶心、心悸、呼吸困难、气短、胸部有压迫感或剧痛等不适，及时告知医护人员。嘱患者穿刺过程中切勿咳嗽、深呼吸或说话，必要时举手示意通知手术医生。

3.物品准备　诊断床、穿刺模型、一次性胸腔穿刺包（包含手套、洞巾、5ml和50ml注射器、穿刺针2根、3个试管、纱布）、止血钳、无菌棉签、消毒剂、麻醉剂、胶布、靠背椅1把等。

（二）操作步骤

1.体位　患者多取坐位。反坐于椅子上，两手交叉抱臂，置于椅背，前额置于前臂上，使肋间隙增宽；不能坐者，可采取半卧位。患侧前臂上举，双手抱于枕部（图1-5-1）。

2.确定穿刺点　穿刺点应选择在胸部叩诊实音（或鼓音）最明显部位进行穿刺，抽取胸腔积液时常选择肩胛线或腋后线第7、8肋间隙，有时也选腋中线第6、7肋间隙或腋前线第5肋间隙；包裹性积液可结合X线或超声检查确定。抽取胸腔积气时一般选择锁骨中线第2肋间隙（图1-5-2）。穿刺点用蘸甲紫的棉签或其他标记笔在皮肤上标记。

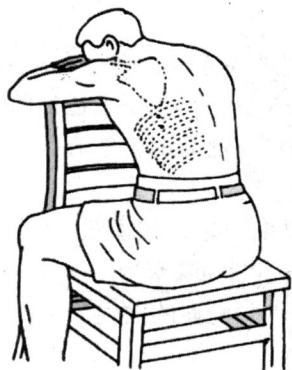

图 1-5-1 胸腔穿刺术体位

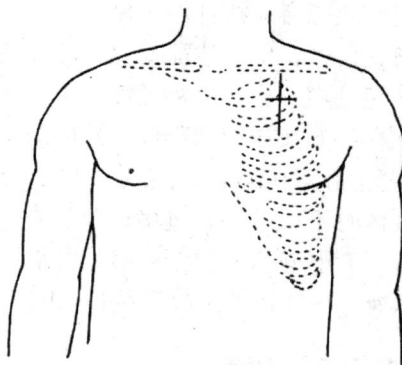

图 1-5-2 胸腔积气穿刺点

3. 操作程序

（1）消毒 以穿刺点为中心进行消毒，直径不小于15cm，消毒两次。

（2）铺巾 打开一次性胸腔穿刺包，戴无菌手套，检查胸腔穿刺包内物品是否齐全，检查胸穿针与抽液用注射器连接后是否通畅，同时检查是否有漏气情况，铺无菌洞巾。

（3）局部麻醉 术者核对麻药名称及药物浓度，助手打开2%利多卡因安瓿，术者以5ml注射器抽取2%利多卡因2~3ml，在穿刺部位由表皮至胸膜壁层进行局部浸润麻醉。如穿刺点为肩胛线或腋后线肋间，则沿下位肋骨上缘进麻醉针；如穿刺点为腋中线或腋前线，则取两肋之间进针。

（4）抽吸 取出胸穿针，关闭夹闭器，保证闭合紧密不漏气。术者以左手食指与中指固定穿刺部位皮肤，右手持穿刺针沿麻醉处缓缓刺入，当针锋抵抗感突然消失时，助手用止血钳协助固定穿刺针，以防刺入过深损伤肺组织。术者将胸穿针与注射器连接，打开夹闭器使其与胸腔相通，进行抽吸。注射器抽满后，关闭夹闭器，排出液体至引流袋内，计算抽液（气）量。若为诊断性穿刺，则抽取胸腔积液50~100ml即可，减压抽液首次不超过700ml，以后每次不超过1000ml。

（5）抽吸结束 拔出穿刺针，局部消毒，覆盖无菌纱布，稍用力压迫，用胶布固定后嘱患者静卧，并观察术后反应。

4. 术后处理

（1）术后嘱患者卧位或半卧位休息30分钟，测血压并观察有无病情变化。

（2）根据临床需要填写检验单，分送标本。

（3）清洁器械及操作场所。

（4）做好穿刺记录。

（三）注意事项

1.操作前应向患者说明穿刺目的，消除其顾虑。操作中应密切观察患者的反应。

2.一次抽液不应过多、过快。诊断性抽液时，取50~100ml即可。减压抽液时，首次不超过700ml，以后每次不超过1000ml。

3.严格无菌操作，操作中要始终保持胸膜负压，防止空气进入胸膜腔。

4.应避免在第9肋间以下穿刺，以免穿透腹肌损伤腹腔脏器。

5.操作前、后检查患者生命体征，操作后嘱患者卧位休息30分钟。

五、执业（助理）医师考试重点考点

1.胸腔穿刺点选在胸部叩诊实音最明显或呼吸音消失的部位。

2.胸腔穿刺时，需要注意以下问题。

（1）穿刺中嘱患者切勿咳嗽、深呼吸或说话，患者欲咳嗽时即喝凉开水，可缓解咳嗽，咳嗽前将针退至皮下，剧烈咳嗽者应拔针停止操作。

（2）应密切观察患者生命体征变化，注意有无休克、呼吸困难等症状；密切观察患者有无头晕、心悸、胸闷、面色苍白、出汗、刺激性干咳，甚至晕倒等胸膜反应。一旦出现上述症状时，应立即拔出穿刺针，用无菌纱布按压穿刺部位，并协助患者平卧，给予吸氧，必要时给予心电监护。出现休克时，给予0.1%肾上腺素0.5mg皮下注射，并给予激素、补液等治疗。

（3）抽吸液体时不可过快、过多，要注意复张性肺水肿的早期征象，如干咳、呛咳。一旦出现，应立即停止操作，症状较重时给予吸氧，并静脉应用氨茶碱、强心剂和呋塞米。

（4）胸腔积液、积气较多时应尽量行胸腔闭式引流术，以减少并发症的发生。

六、测试练习与解析

答案解析

1.有关胸腔穿刺术，下列哪项是错误的（　　）

　　A.出现胸膜过敏反应，应立即停止抽液

　　B.对精神紧张者，可术前半小时给予安定10mg口服

　　C.胸穿时发现为脓胸，应尽量抽净

　　D.应避免在第8肋间以下穿刺，以免损伤膈肌和腹腔脏器

　　E.严格无菌操作，防止空气进入胸膜腔

2.胸腔穿刺术通常使用的麻醉方法是（　　）

　　A.表面麻醉　　　　　　B.区域阻滞麻醉　　　　　　C.局部浸润麻醉

　　D.椎管内麻醉　　　　　E.全身麻醉

3.有关胸腔穿刺的方法，下列哪项不正确（　　）

　　A.穿刺抽液时，穿刺点取浊音最明显部位，一般取肩胛线7~8肋间隙或腋中线6~7肋间

　　B.穿刺抽气时，穿刺点取患侧锁骨中线第2肋间

　　C.穿刺时应在肋骨下缘进针

　　D.抽液量每次不超过1000ml

　　E.抽气量每次可大于1000ml

实训六　腹腔穿刺术

一、学习目标

▶▶ 知识目标

了解腹腔穿刺术的重要性，能够正确掌握腹腔穿刺术的具体操作；能够说出腹腔穿刺术的概念及具体操作步骤；能够阐述腹腔穿刺过程中的注意事项；能够列举腹腔穿刺术的适应证和禁忌证。

▶▶ 能力目标

能规范应用临床常用诊疗技术，进行日常的诊疗；能够学会正确的临床思维方法，用内科学知识分析临床问题，并根据病史及临床表现对疾病做出初步诊断，并制订正确合理的治疗措施。

▶▶ **素质目标**

具有爱岗敬业、乐于奉献的精神，立志献身医学事业；具有良好的人际关系和团队协作能力。

二、重点与难点

（一）重点

1.腹腔穿刺术的适应证及禁忌证。

2.腹腔穿刺术规范的操作步骤。

（二）难点

1.正确进行腹腔穿刺术。

2.腹腔穿刺术相关注意事项。

三、适应证与禁忌证

（一）适应证

1.腹腔积液原因不明，或疑有内出血者。

2.大量腹腔积液引起难以忍受的呼吸困难及腹胀者。

3.需腹腔内注药或腹腔积液浓缩再输入者。

（二）禁忌证

1.腹膜广泛粘连或有粘连包块者。

2.有肝性脑病先兆、棘球蚴病及巨大卵巢囊肿者。

3.严重肠梗阻。

4.精神异常等不能配合者。

5.妊娠。

6.凝血功能障碍者。

四、实训内容

（一）操作前准备

1.操作者准备　洗手，戴帽子，戴口罩。核对患者信息，查阅病历以及相关辅助检查，测血压及脉搏、量腹围、检查腹部体征，评估患者是否存在腹腔穿刺术的禁忌证等。

2.患者准备　向患者说明穿刺的目的和大致过程，消除患者顾虑，取得患者同意。告知患者操作过程中若感头晕、恶心、心悸、呼吸困难等不适，及时告知医护人员。

3.物品准备　一次性腹腔穿刺包（内含手套、洞巾、5ml和50ml注射器、穿刺针、无菌试管3支、镊子、棉球、纱布、创可贴等）、无菌棉签、止血钳、消毒剂、麻醉剂、弯盘等。

（二）操作步骤

1.准备　操作者洗手，备齐用物，携至患者床旁，核对患者，向患者及其家属解释操作目的及配合方法，嘱患者排尿，以防刺伤膀胱。

2.部位选择　如图1-6-1所示。

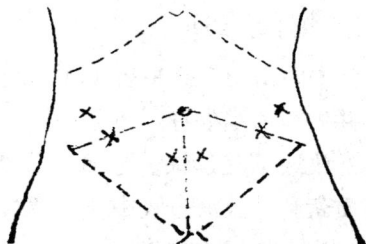

图1-6-1　腹腔穿刺术定位

（1）脐与耻骨联合上缘间连线的中点上方1cm、偏左或右1~2cm，此处无重要器官，穿刺较安全，且容易愈合。

（2）左下腹部穿刺点：脐与左髂前上棘连线的中外1/3交界处，此处可避免损伤腹壁下动脉，肠管较游离不易损伤。

（3）侧卧位穿刺点：脐平面与腹前线或腋中线交点处。此处穿刺多适于腹膜腔内少量积液的诊断性穿刺。

3. 体位参考　根据病情和需要可取坐位、半卧位、平卧位，并尽量使患者感觉舒服，以便能够耐受较长时间的操作。对疑为腹腔内出血或腹腔积液量少者行诊断性穿刺，取侧卧位为宜。

4. 腹腔穿刺术

（1）消毒、铺巾　①用碘伏在穿刺部位由内向外进行皮肤消毒，消毒范围直径不小于15cm，待碘伏晾干后，再重复消毒一次。②打开一次性腹穿包，戴无菌手套，检查腹穿包内物品是否齐全，注射器和穿刺针是否通畅，铺无菌洞巾。

（2）局部麻醉　术者核对麻药名称及药物浓度，助手打开麻药安瓿，术者以5ml注射器抽取2%利多卡因2~3ml，自皮肤至腹膜壁层做局部浸润麻醉。先平行进针打一个皮丘，再垂直进针，注药前应先回抽，观察无血液、无腹腔积液后，方可推注麻醉药，再进针—回抽—注麻药，待针锋抵抗感突然消失时，表明针尖已进入腹膜腔。

（3）穿刺　术者左手食指和中指固定穿刺部位皮肤，右手持穿刺针经麻醉处刺入腹壁，先垂直进针到皮下后，再斜行45°进针1~2cm，再垂直进针，待针锋抵抗感突然消失时，显示针尖已穿过腹膜壁层，助手戴手套后，用消毒血雪钳协助固定针头，术者抽取腹腔积液，并留样送检。诊断性穿刺，可直接用20ml或50ml注射器及适当针头进行。大量放液时，可用8号或9号针头，并于针座接一橡皮管，以输液夹子调整速度，将腹腔积液引入容器中计量并送实验室检查。

（4）术后处理　抽液完毕，拔出穿刺针，穿刺点用碘伏消毒后，覆盖无菌纱布，稍用力压迫穿刺部位数分钟，用胶布固定，测量腹围、脉搏、血压、检查腹部体征。如无异常情况，送患者回病房。嘱患者卧床休息12小时。观察术后反应。书写穿刺记录。

（5）进针技术与失误防范

1）勿使自皮肤到腹膜壁层的穿刺孔位于一条直线上，应先垂直进针到皮下后，再斜行45°进针1~2cm，再垂直进针刺入腹膜腔，以防腹腔积液自穿刺点漏出。

2）进针速度不宜过快，以免刺破漂浮在腹腔积液中的乙状结肠、空肠和回肠，术前嘱患者排尿，以防损伤膀胱。进针深度视患者具体情况而定。

3）放腹腔积液速度不宜过快，量不宜过大。初次放腹腔积液者，一般不要超过3000ml（有腹腔积液浓缩回输设备者不限此量），并在2小时以上的时间内缓慢放出，放液中逐渐紧缩已置于腹部的多头腹带。

4）注意观察患者的面色、呼吸、脉搏及血压变化，必要时停止放液并及时处理。

5）术后卧床休息12小时，以免引起穿刺伤口腹腔积液外渗。

（三）注意事项

1. 术中密切观察患者，如出现头晕、心悸、恶心、气短、脉搏增快及面色苍白等，应立即停止操作，并进行适当处理。

2. 放液不宜过快、过多，肝硬化患者一次放液一般不超过3000ml，过多放液可诱发肝性脑病和电解质紊乱。放液过程中要注意腹腔积液的颜色变化。

3. 放腹腔积液时若流出不畅，可将穿刺针稍作移动或稍变换体位。

4.术后嘱患者平卧，并使穿刺孔位于上方以免腹腔积液继续漏出，对腹腔积液量较多者，为防止漏出，在穿刺时应注意勿使自皮肤到腹膜壁层的穿刺孔位于一条直线上。如遇穿刺点继续有腹腔积液漏出时，可用蝶形胶布粘贴。大量放液后，需束以多头腹带，以防腹压骤降，内脏血管扩张引起血压下降或休克。

5.注意无菌操作，以防止腹腔感染。

6.放液前后均应测量腹围、脉搏、血压，检查腹部体征，以观察病情变化。

7.腹腔积液为血性者于取得标本后，应停止抽吸或放液（血性腹腔积液患者放腹腔积液容易导致体内的蛋白质和血液丢失太多。血性腹腔积液通常是结核感染或肿瘤侵袭的结果。对于结核感染患者，血性腹腔积液更常见。肿瘤患者主要是肿瘤细胞从各个部位转移到腹腔，破坏血管而引起的血性腹腔积液。通常表明患者处于肿瘤晚期，放腹腔积液容易导致体内蛋白质丢失太多）。

五、执业（助理）医师考试重点考点

1.穿刺点的选择　一般选用左（右）下腹腔刺点，即脐与左（右）髂前上棘连线的中、外 1/3 交点处，此处可避免损伤腹壁下动脉、肠管；临床也选用下腹部正中旁穿刺点，即脐与耻骨联合上缘连线的中点上方 1cm、偏左或右 1~2cm，此处无重要器官，穿刺较安全，且容易愈合。腹腔内少量积液的诊断性穿刺时，常选用侧卧位穿刺点，即脐水平线与腋前线交点处。包裹性积液、积脓，需 B 超定位后确定穿刺点。

2.放液速度与放液量　放液不宜过快、过多，肝硬化患者一次放液一般不超过 3000ml，过多放液可诱发肝性脑病和电解质紊乱。

六、测试练习与解析

1.在为腹腔积液患者行腹腔穿刺术时，放液量不宜过多，一次性放液量不应超过（　　）

　　A. 1000ml　　　　　　　B. 1500ml　　　　　　　C. 2000ml

　　D. 2500ml　　　　　　　E. 3000ml

答案解析

2.腹腔穿刺一般不可采取（　　）

　　A.坐位　　　　　　　　B.半卧位　　　　　　　　C.卧位

　　D.侧卧位　　　　　　　E.俯卧位

3.腹腔穿刺的常见不良反应不包括（　　）

　　A.皮下出血　　　　　　B.晕血　　　　　　　　　C.晕针

　　D.感染　　　　　　　　E.高血压

实训七　骨髓穿刺术

一、学习目标

▶▶ **知识目标**

能够熟练进行骨髓穿刺术的正确操作；能够说出骨髓穿刺术的适应证。

▶▶ 能力目标

能够正确进行骨髓穿刺术的操作。

▶▶ 素质目标

具有严谨而科学的思维方式和求真务实的精神；具有良好的沟通能力。

二、重点与难点

（一）重点

1.骨髓穿刺术的正确操作和注意事项。

2.骨髓涂片。

（二）难点

骨髓穿刺术的正确操作。

三、适应证与禁忌证

（一）适应证

1.血液系统相关恶性疾病的诊断及鉴别诊断。

2.其他血液系统疾病，如各种原因不明确的贫血、粒细胞缺乏、血小板下降等骨髓增殖异常所导致的外周血象改变的相关血液病诊断。

3.部分恶性肿瘤的协助诊断，如多发性骨髓瘤、神经母细胞瘤等实体瘤的骨髓转移等。

4.寄生虫病检查，如查找疟原虫、黑热病病原体等。

5.骨髓液的细菌培养。

（二）禁忌证

1.凝血功能异常的患者慎做或者禁做骨髓穿刺。

2.穿刺部位有感染者。

3.晚期妊娠者。

四、实训内容

（一）操作前准备

1.**操作者准备**　洗手，戴帽子，戴口罩。核对患者信息，了解病史，评估患者意识、配合度、穿刺部位皮肤的情况、是否存在骨髓穿刺的禁忌证等。

2.**患者准备**　介绍穿刺的必要性和可能的并发症，签署骨髓穿刺知情同意书。告知患者操作过程中的注意事项。穿刺前排空大小便，在床上静卧15～30分钟，根据穿刺部位采取适当体位。不安、躁动或不能合作的患者可在镇静剂或基础麻醉下进行，需有专人辅助。

3.**物品准备**　骨髓穿刺包1个。无菌手套、口罩、帽子各2副。常规消毒治疗盘1套，内有消毒剂、麻醉剂（2%利多卡因1支）、无菌棉签、5ml注射器2个、20ml注射器1个，以及砂轮、胶布等。载玻片10张、推片1个。其他作物，如酒精灯、火柴、按需要准备培养管1～2个等。

（二）操作步骤

1.**体位**　胸骨和髂前上棘为穿刺点时，患者取仰卧位；腰椎棘突为穿刺点时患者取坐位或侧卧位；

髂后上棘为穿刺点时患者取侧卧位。

2.穿刺部位选择

（1）髂前上棘穿刺点　常取髂前上棘后上方1～2cm处作为穿刺点，此处骨面较平，容易固定，操作方便安全（图1-7-1）。

（2）髂后上棘穿刺点　位于骶椎两侧、臀部上方骨性突出部位（图1-7-2）。

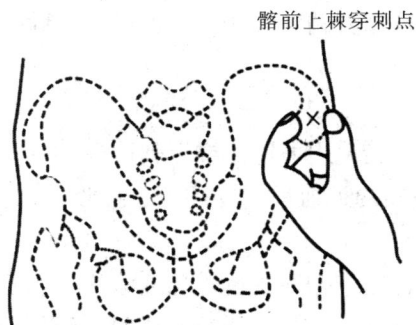

图1-7-1　髂前上棘穿刺

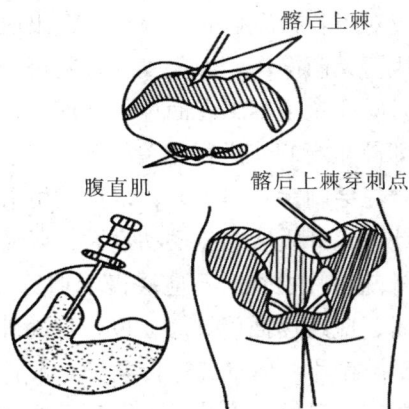

图1-7-2　髂后上棘穿刺点

（3）胸骨穿刺点　胸骨柄或胸骨体相当于第1、2肋间隙的位置，此处骨髓含量丰富，当上述部位穿刺失败时，可做胸骨柄穿刺。但此处骨质较薄，其后有心房及大血管，严防穿透发生危险，较少选用（图1-7-3）。

（4）腰椎棘突穿刺点　位于腰椎棘突突出处，极少选用。

3.常规消毒　以穿刺点为中心，由内向外消毒皮肤，直径大于15cm。检查骨髓穿刺包是否在有效期内，有无破损，打开骨穿包外层，戴无菌手套后，打开骨穿包内层，铺无菌洞巾。助手打开注射器放入骨穿包，术者检查骨穿针的固定器固定在适宜长度上。

4.局部麻醉　核对麻醉药品无误，以2%利多卡因自皮肤至骨膜做局部浸润麻醉（先打皮丘，后垂直进针，边进针边回抽边注射）。

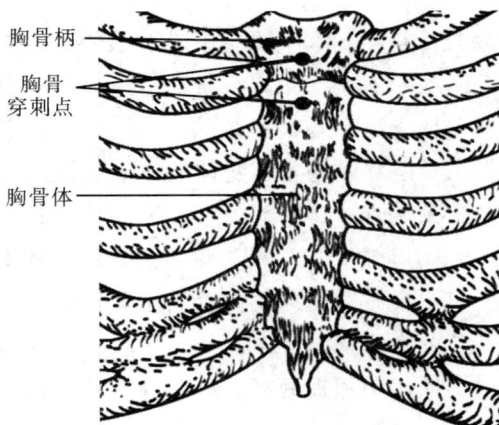

图1-7-3　胸骨穿刺点

5.穿刺　将骨髓穿刺针固定器固定在适宜长度的位置上（胸骨穿刺约1.0cm，髂骨穿刺约1.5cm），左手拇指和食指固定穿刺部位，右手持针向骨面垂直刺入（胸骨穿刺时，应保持针体与胸骨成30°～40°）。针尖接触骨质后，左右旋转针体，缓慢钻刺，当感到阻力消失、穿刺针在骨内固定时，表示针尖已进入骨髓腔。

6.抽取标本　拔出针芯，放在无菌盘内，接上10ml或20ml无菌干燥注射器，用适当力量抽吸适量骨髓液送检（首先应抽吸0.1～0.2ml用于制备骨髓涂片，若需做骨髓细菌培养或造血干细胞培养，应在制备骨髓涂片后再抽吸1～2ml骨髓液送检）。如未能抽出骨髓液，则可能是针腔或皮下组织块阻塞或干抽，此时应重新插上针芯，稍加旋转或再钻入少许或退出少许，拔出针芯，见针芯带有血迹时，再行抽吸。

7.涂片、送检　将抽取的骨髓液滴于载玻片上，迅速做涂片数张，用于形态学及细胞化学染色检查。

8. 操作完成 抽吸完毕，将针芯重新插入；左手取无菌纱布置于针孔处，右手将穿刺针连同针芯一起拔出，针孔处消毒，随即将纱布盖于皮肤针孔处，并按压1~2分钟，再用胶布将纱布加压固定，嘱患者卧床休息。

（三）注意事项

1.术前应对患者行凝血时间检查，有出血倾向者，操作时宜特别注意，血友病患者禁忌穿刺。

2.严格执行无菌操作，以免发生骨髓炎。

3.穿刺时应注意观察患者面色、脉搏、血压，如发现患者精神紧张、大汗淋漓、脉搏快等休克症状时，应立即停止穿刺，进行相关处理。

4.注射器与穿刺针必须干燥，以免发生溶血。

5.穿刺针进入骨质后避免摆动过大，以免发生折断，避免用力过猛或穿刺过深。

6.抽取骨髓涂片检查时，应缓慢增加负压，当注射器内见血后应立即停止抽吸，以免骨髓稀释。取下注射器时，应迅速插回针芯，以防骨髓外溢。

7.同时要做涂片、单抗和遗传学检查及骨髓培养者，应先抽取少量骨髓液涂片，然后再按要求抽取一定量骨髓液，不可一次抽取。穿刺后注意局部有无出血，一般静卧2~4小时，无任何变化可照常活动。

五、测试练习与解析

1.骨髓穿刺术主要用于以下哪种疾病的诊断(　　)

    A.白血病　　　　　　　　　B.糖尿病　　　　　　　　C.原发性高血压病

    D.慢性阻塞性肺疾病　　　　E. SLE

答案解析

2.骨髓穿刺通常在身体的哪个部位进行(　　)

    A.胸部　　　　　　　　　　B.腹部　　　　　　　　　C.头部

    D.髂骨　　　　　　　　　　E.血管

3.不宜做骨髓穿刺检查的是(　　)

    A.白血病　　　　　　　　　B.贫血　　　　　　　　　C.血友病

    D.不明原因的肝、脾、淋巴结肿大　　　　　　　　　　E.淋巴瘤

实训八　腰椎穿刺术

一、学习目标

▶▶ **知识目标**

能够熟练进行腰椎穿刺术的正确操作；能够说出腰椎穿刺术的适应证。

▶▶ **能力目标**

能够正确进行腰椎穿刺术的正确操作。

▶▶ 素质目标

具有严谨而科学的思维方式；具有良好的医德医风和严谨的科学态度。

二、重点与难点

（一）重点

1.腰椎穿刺术的正确操作和注意事项。

2.腰椎穿刺部位的选取。

（二）难点

1.腰椎穿刺术的正确操作。

2.腰椎穿刺的进针方式。

三、适应证与禁忌证

（一）适应证

1.留取脑脊液做各种检查以帮助神经系统疾病的诊断。如感染、蛛网膜下隙出血等。

2.测量颅内压或动力学试验以明确颅内压高低及脊髓腔通畅情况。

3.动态观察脑脊液变化以帮助判断病情、预后及指导治疗。

4.注入放射性核素行脑、脊髓扫描。

5.注入液体或放出脑脊液以维持、调整颅内压平衡，或注入药物治疗相应疾病。

（二）禁忌证

1.颅内压明显升高或已有脑疝，或怀疑后颅窝占位性病变。

2.穿刺部位有感染灶，脊柱结核，开发性颅脑损伤者。

3.明显出血倾向或病情危重不宜搬动者。

4.脊髓压迫症的脊髓功能处于即将丧失的临界状态。

5.处于休克、衰竭、濒危状态的患者，严重躁动不安、不能配合的患者。

6.麻醉药物过敏者。

四、实训内容

（一）操作前准备

1. 操作者准备　洗手，戴帽子，戴口罩。核对患者信息，了解病史，查看患者检查报告单，排除腰椎穿刺相关禁忌证，评估患者病情。

2. 患者准备　向患者及其家属解释操作目的与注意事项，并取得患者同意，签署知情同意书，测量患者生命体征，嘱患者排空膀胱。

3. 物品准备　一次性无菌腰椎穿刺包、消毒棉签、2%利多卡因注射液、医用碘伏、治疗盘等。

（二）操作步骤

1. 术前准备

（1）仪表端庄，衣帽整齐。

（2）操作前应了解患者的基本情况，做好心理护理，向患者解释腰椎穿刺术的目的和必要性，取得充分理解与合作，征得患者及其家属的同意，并在手术同意书上签字。

（3）腰穿前患者皮肤不清洁者，先用肥皂、清水擦洗干净穿刺部位，嘱患者排空膀胱。

2. 体位 嘱患者侧卧于硬板床上，背部与床面垂直，头向前胸部屈曲，两手抱膝紧贴腹部，使躯干呈弓形；或由助手站在术者对面，用一手抱住患者头部，另一手挽住双下肢腘窝处并用力抱紧，使脊柱尽量后凸以增宽椎间隙，便于进针。特殊情况下亦可取坐位进行穿刺，患者前躬，双臂交叉置于椅背上，使脊柱明显后突。

3. 确定穿刺点 一般取两侧髂嵴最高点连线与后正中线的交会处为穿刺点，此处相当于第 3 ~ 4 腰椎棘突间隙（图 1-8-1），必要时也可在上一或下一腰椎棘突间隙进针。穿刺点可用蘸甲紫的棉签在皮肤上做标记。

4. 消毒 自内向外常规消毒皮肤 3 遍。打开穿刺包，术者及助手均戴口罩及无菌手套，覆盖无菌洞巾，用胶布固定。

5. 麻醉 用 2% 利多卡因在穿刺部位自皮肤到椎间韧带做局部麻醉。

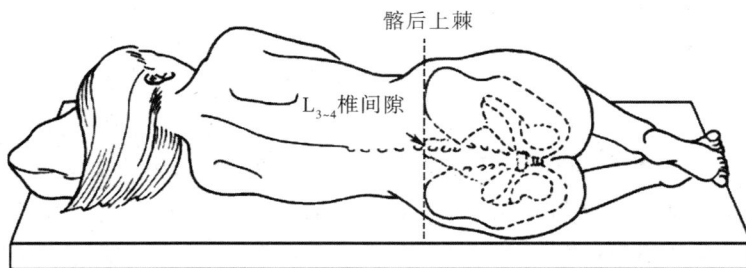

图 1-8-1 腰椎穿刺 L$_{3~4}$ 椎间隙

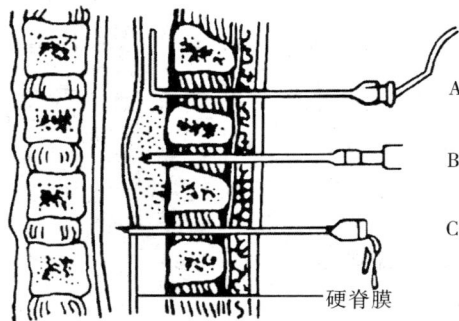

图 1-8-2 脊椎穿刺进针过程

6. 进针 术者用左手拇指及食指固定穿刺点皮肤，右手持穿刺针以垂直背部的方向缓慢刺入，用力均匀，针尖稍斜向头部，针体偏向臀部，成人进针深度为 4 ~ 6cm，儿童为 2 ~ 4cm。当针头蛛网膜下隙时，可有明显的落空感。此时可将针芯慢慢抽出（以防脑脊液迅速流出，造成脑疝），即可见脑脊液流出。如进针过程中针尖遇到骨质阻力时，应将针退至皮下，并用纱布擦拭针芯，待纠正角度后再重新进行穿刺。穿刺进针过程如图 1-8-2 所示。

7. 放液 在放液前先接上测压管测量压力。正常侧卧位脑脊液压力为 70 ~ 180mmH$_2$O（0.098kPa=10mmH$_2$O）或 40 ~ 50 滴 / 分。

8. 压颈试验 若了解蛛网膜下隙有无阻塞，可继续做 Queckenstedt test（压颈试验）。即在测定初压后，由助手先压迫一侧颈静脉约 10 秒，然后再压另一侧，最后同时按压双侧颈静脉。正常时压迫颈静脉后，脑脊液压力立即迅速升高一倍左右，解除压迫后 10 ~ 20 秒，迅速降至原来水平，称为梗阻试验阴性，表示蛛网膜下隙通畅；若压迫颈静脉后，不能使脑脊液压力升高，则为梗阻试验阳性，表示蛛网膜下隙完全阻塞；若施压后压力缓慢上升，放松后又缓慢下降，表示有不完全阻塞；双手分别压迫左右颈静脉，如一侧压力有升高，一侧不升高，表示颈静脉有阻塞，见于横窦血栓形成或颅后窝肿瘤压迫了该侧横窦。凡颅内压增高者，禁做此试验。

9. 送检 撤去测压管，收集脑脊液 2 ~ 5ml 送检；如需做培养时，应用无菌操作法留取标本。

10. 拔针 术毕，将针芯插入后一起缓缓拔出穿刺针，消毒并盖无菌纱布，压迫数分钟，用胶布固定。

11. 健康教育 叮嘱患者去枕平卧 4 ~ 6 小时，多饮盐溶液，以免引起术后低颅压头痛。

四、注意事项

1.严格遵守无菌操作规程。

2.穿刺过程中应密切观察患者的呼吸、脉搏、面色等，如出现异常情况时，应立即停止操作，并做相应处理。

3.穿刺术中流出的脑脊液若最初为较浓的鲜红色，越滴色越淡，则为穿刺外伤所致，可更换部位，重新穿刺或5～7天后再行穿刺。

4.穿刺成功后，若感到颅内压推挤针芯向外时，则宜稍施阻力于针芯，待其缓缓外出，见有脑脊液外流，则固定针芯，切不可贸然拔出。

5.鞘内给药时，应先放出适量脑脊液，然后再等量置换性注入药液。

五、测试练习与解析

1.腰椎穿刺术后需去枕平卧4～6小时，其目的是防止（　　）

　　A.穿刺部位出血　　　　　　　B.穿刺部位感染

　　C.低压性头痛　　　　　　　　D.颅内感染

　　E.脑脊液外露

2.腰椎穿刺的常用部位是（　　）

　　A.第1～2腰椎棘突间隙　　　B.第2～3腰椎棘突间隙

　　C.第3～4腰椎棘突间隙　　　D.第4～5腰椎棘突间隙

　　E.以上均为常用穿刺部位

3.腰椎穿刺最常见的并发症是（　　）

　　A.腰背疼　　　　　　　　　　B.头痛　　　　　　　　　　C.出血

　　D.感染　　　　　　　　　　　E.休克

答案解析

实训九 胃管置入术

一、学习目标

▶▶ **知识目标**

能够说出胃管置入术的概念及具体操作步骤；能够阐述胃管置入过程中的注意事项；能够列举胃管置入术的适应证和禁忌证。

▶▶ **能力目标**

能规范应用临床常用诊疗技术，进行日常的诊疗；能够学会正确的临床思维方法，用内科学知识分析临床问题，并根据病史及辅助检查对疾病做出初步诊断，并制订正确合理的治疗措施；能独立正确操作胃管置入术。

▶▶ **素质目标**

具有爱岗敬业、乐于奉献的精神，团队协作能力强。

二、重点与难点

（一）重点

1.胃管置入术的适应证及禁忌证。

2.胃管置入术规范的操作步骤。

（二）难点

1.正确进行胃管置入术。

2.胃管置入术相关注意事项。

三、适应证与禁忌证

（一）适应证

1.急性胃扩张。

2.上消化道穿孔或胃肠道有梗阻。

3.急腹症有明显胀气者或较大的腹部手术前等。

4.昏迷患者或不能经口进食者，如口腔疾患、口腔和咽喉手术后的患者。

5.不能张口的患者，如破伤风患者。

6.早产儿、病情危重的患者以及拒绝进食的患者。

7.服毒自杀或误食中毒需洗胃患者。

（二）禁忌证

1.鼻咽部有癌肿或急性炎症的患者。

2.食管静脉曲张、上消化道出血、胃炎、鼻腔阻塞、食管、贲门狭窄或梗阻、心力衰竭和重度高血压患者。

3.吞食腐蚀性药物的患者。

四、实训内容

（一）操作前准备

1.**操作者准备**　洗手，戴帽子，戴口罩。核对患者信息，了解病史，查看患者检查报告单，排除胃管置入术的禁忌证，评估患者病情。向患者及其家属解释操作目的与注意事项，并取得患者同意，签署知情同意书。

2.**患者准备**　患者知晓操作情况，签署手术知情同意书，并能配合操作者。

3.**物品准备**　一次性胃管1个、治疗盘1个、治疗碗（内盛温开水）1个、无菌手套1副、棉签1~3根、纱布2~3块、治疗巾1~2块、20ml注射器1个、液状石蜡棉球1~2个、弯盘1个、手电筒1个、镊子、别针1~2个，必要时备压舌板、听诊器等。

（二）操作步骤

1.协助患者取半坐卧位，铺治疗巾，置弯盘于口角，清洁患者鼻孔，选择通气顺利一侧鼻孔插管。取出胃管，测量胃管插入长度，成人插入长度为45~55cm，婴幼儿为14~18cm。测量方法有两种：①从前额发际至胸骨剑突的距离（图1-9-1），②由鼻尖至耳垂再到胸骨剑突的距离（图1-9-2）。

2.用液状石蜡润滑胃管前段，左手持纱布托住胃管，右手持镊子夹住胃管前段，沿选定的鼻孔插入胃管，先稍向上而后平行再向后下缓慢轻轻地插入，缓慢插入咽喉部（14~16cm），嘱患者做吞咽动作，当患者吞咽时顺势将胃管向前推进，直至预定长度。用胶布初步固定胃管于鼻翼处，检查胃管是否盘曲在口中。

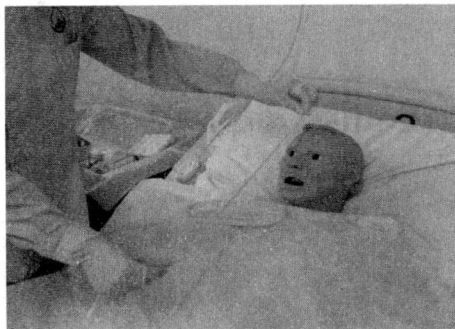

图 1-9-1　胃管测量方式一示意图　　　　　　图 1-9-2　胃管测量方式二示意图

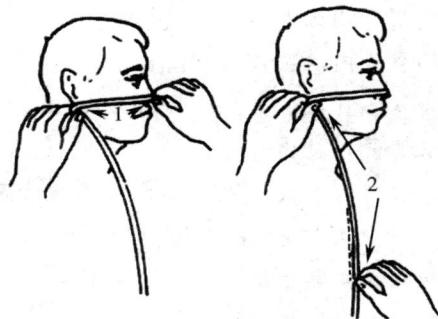

3.确定胃管位置，通常有三种方法。

（1）抽取胃液法　用20ml注射器接胃管末端抽吸胃液。这是确定胃管是否在胃内最可靠的方法。

（2）听气过水声法　用注射器向胃管内注入10ml空气，置听诊器于胃部听诊气过水声。

（3）观察气泡法　将胃管末端置入盛无菌0.9%氯化钠溶液超过200ml的碗内，观察有无气体逸出。

4.确认胃管在胃内后，用纱布拭去口角分泌物，撤弯盘，摘手套，用胶布将胃管固定于面颊部。将胃管末端反折，用纱布包好，撤治疗巾，用别针固定于枕旁或患者衣领处。

5.协助患者取舒适卧位，询问患者感受，整理用物。

6.若需洗胃时，将漏斗放置低于胃的位置，挤压橡皮球，抽尽胃内容物，再准备洗胃液5000ml。将洗胃液倒入漏斗300～500ml，当漏斗内尚余少量洗胃液时，迅速将漏斗降至低于胃的部位，并倒置于水桶内，利用虹吸作用原理排出胃内容物和胃内灌洗液。反复灌洗直至洗出液澄清、无味为止。洗胃完毕，将胃管反折后迅速拔出，以防液体误吸。胃管洗胃术适应证如下。

（1）催吐洗胃法无效或有意识障碍不合作者。

（2）需留取胃液标本送毒物分析者。

（3）凡口服毒物6小时之内且无禁忌证者。

（三）注意事项

1.插管动作要轻稳，特别是在通过咽喉食管的三个狭窄处时，以避免损伤食管黏膜。操作时强调是"咽"而不是"插"。

2.在插管过程中，患者出现恶心时应暂停片刻，嘱患者做深呼吸，以分散注意力，缓解紧张，减轻胃肌收缩；如出现呛咳、呼吸困难，提示导管误入气管，应立即拔管重插；如果插入不畅时，切忌硬性插入，应检查胃管是否盘在口咽部，可将胃管拔出少许后再插入。

3.昏迷患者插管时，应将患者头向后仰，当胃管插入会厌部时约15cm，左手托起头部，使下颌靠近胸骨柄，加大咽部通道的弧度，使胃管前端沿后壁滑行，直到插至所需长度。

五、执业（助理）医师考试重点考点

1.确定胃管位置，通常有三种方法　①抽取胃液法：用20ml注射器接胃管末端抽吸胃液，是确定胃管是否在胃内最可靠的方法。②听气过水声法：用注射器向胃管内注入10ml空气，置听诊器于胃部听诊气过水声。③将胃管末端置入盛无菌0.9%氯化钠溶液超过200ml的碗内，观察有无气体逸出。

2.当缓慢插入咽喉部（14～16cm）时，嘱患者做吞咽动作的目的是防止插入气管内。

六、测试练习与解析

1.确认胃管在胃内的方法，下面叙述正确的是（　　）

    A.向胃管内注入10～20ml空气

    B.向胃管内注入10～20ml温开水

    C.将胃管置入水中，从管内注入10～20ml空气

    D.从胃管内抽出胃液

    E.向管内注入10ml生理盐水并用听诊器听到气过水声

答案解析

2.成人胃管插入胃内的长度为（　　）

    A.从前额发际至剑突，长45～55cm　　　　B.从鼻尖到剑突，长35～40cm

    C.从眉心到剑突，长40～45cm　　　　　　D.从眉心到肚脐，长60～70cm

    E.从耳垂到剑突，长55～60cm

3.插管过程中，患者忽然出现咳嗽、呼吸困难、口唇发绀，最有可能的原因是（　　）

    A.食管穿孔　　　　　　B.气胸　　　　　　C.误入气管

    D.胃穿孔　　　　　　　E.心肌梗死

实训十　导尿术

一、学习目标

▶▶ 知识目标

了解临床导尿的重要性，能够正确掌握男性、女性导尿术的具体操作；能够说出导尿术的概念及具体操作步骤；能够阐述导尿过程中的注意事项；能够列举导尿术的适应证和禁忌证。

▶▶ 能力目标

能规范应用临床常用诊疗技术，进行日常的诊疗；能够学会正确的临床思维方法，用内科学知识分析临床问题，并根据病史及辅助检查对疾病做出初步诊断，并制订正确合理的治疗措施。

▶▶ 素质目标

具有良好的思想品德和职业道德，自律能力强；具有良好的心理素质和身体素质。

二、重点与难点

（一）重点

1.男性、女性导尿术的适应证及禁忌证。

2.男性、女性导尿术规范的操作步骤。

（二）难点

1.正确进行男性、女性导尿术。

2.男性、女性导尿术相关注意事项。

三、适应证与禁忌证

（一）适应证

1.各种下尿路梗阻所致的尿潴留。

2.充盈性尿失禁患者。

3.危重症患者抢救、监测记录尿量。

4.膀胱疾病诊断，如尿流动力学检查、测量膀胱容量、测定残余尿量、膀胱造影、膀胱内压测量等。

5.膀胱内药物灌注治疗。

6.获得未受污染的尿标本。

7.手术前准备，如腹部、盆腔器官手术，膀胱、尿道手术，麻醉时间或手术时间较长的手术。

8.其他需要留置导尿者，如尿道损伤患者。

（二）禁忌证

1.尿道有撕裂或断裂等严重损伤。

2.急性下尿路感染。

3.已知的严重尿道狭窄及先天性畸形等情况无法留置导尿管。

4.相对禁忌证，如严重的全身出血性疾病、女性月经期。高血压、心脏病患者应谨慎操作。

四、实训内容

（一）操作前准备

1. 操作者准备　洗手，戴帽子，戴口罩。核对患者信息，了解病史，查看患者检查报告单，排除导尿术的禁忌证，评估患者病情。向患者及其家属解释操作目的与注意事项，并取得患者同意，签署知情同意书。

2. 患者准备　患者知晓操作情况，签署手术知情同意书，并能配合操作者。

3. 物品准备　治疗巾、弯盘、无菌导尿包1个（内有无菌治疗盘、清洁手套、消毒棉球、镊子、导尿管、润滑油棉球、试管、引流袋、洞巾、无菌手套、注射器、纱布等）、屏风、免洗手消毒液等。

（二）操作步骤

1. 保护隐私　嘱患者自己清洗干净会阴区，如生活不能自理，操作者应协助患者进行外阴清洁，用屏风/围帘遮挡患者，请无关人员离开，保护患者隐私。

2. 体位　帮患者脱去对侧裤腿，盖在近侧腿部上方，对侧腿用盖被遮盖，协助患者取屈膝仰卧位，两腿略外展，暴露外阴，将中单置于患者臀下，弯盘置于患者外阴旁。

3. 导尿

【女性患者导尿术】

（1）清洁外阴　在治疗车上打开外阴消毒包，操作者左手戴手套，右手持镊子夹取消毒棉球消毒，由外向内、自上而下，依次消毒阴阜、大阴唇，戴手套的手分开大阴唇，消毒小阴唇、尿道口。最后一颗棉球从尿道口消毒至肛门口。消毒完毕，将污染棉球和手套放于弯盘中，置弯盘和治疗碗于床尾。

（2）消毒外阴　再次消毒双手，按无菌操作原则打开导尿包，戴好无菌手套后取出洞巾，铺在患者的外阴处并暴露尿道口，形成无菌区；按操作顺序摆放并检查物品，确认导尿管通畅、球囊无漏气，涂抹润滑剂备用；左手分开并固定小阴唇，暴露尿道口，右手持镊子夹消毒棉球，自尿道口开始由内向外、自上而下依次消毒：尿道外口→双侧小阴唇→尿道口加强消毒，每个棉球限用1次。

（3）插导尿管

1）一次性导尿　置无菌弯盘于洞巾口旁，左手继续用无菌纱布分开并固定小阴唇，暴露尿道口，嘱患者张口呼吸；连接导尿管和集尿袋的引流管，用镊子将已涂润滑剂的尿管对准尿道口轻轻插入尿道4~6cm，见尿液流出后再插入2~3cm。松开左手下移固定导尿管，将尿液引流到集尿袋里至合适量。如需做尿培养，弃去前段尿液，用无菌标本瓶接取中段尿液5ml。导尿完毕，轻轻拔出导尿管，撤下洞巾，擦净外阴。

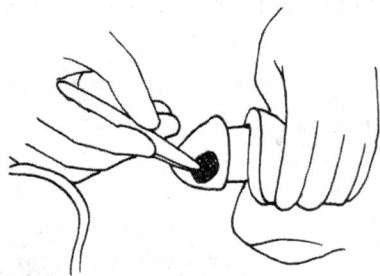

2）留置导尿　尿管对准尿道口轻轻插入尿道4~6cm，见尿液流出后再插入5~7cm，确保气囊在膀胱内。将尿液引流至集尿袋内，夹闭导尿管，连接注射器，根据导尿管上注明的气囊容积向气囊内注入适量的无菌生理盐水，轻拉导尿管有阻力感，即证明导尿管固定于膀胱内，再回送尿管1cm（以免局部膀胱黏膜过度受压）。撤下洞巾，擦净外阴。

【男性患者导尿术】

（1）清洁外阴　在治疗车上打开导尿包上层，操作者左手戴手套，右手持镊子夹取消毒棉球消毒外阴。清洁顺序：阴阜→阴茎背侧→阴茎两侧→用无菌纱布包裹阴茎抬起→阴茎腹侧、阴囊→左手垫无菌纱布提起阴茎将包皮向后推，暴露尿道口→自尿道口向外向后旋转擦拭尿道口→龟头→冠状沟。每只棉球限用一次，消毒完毕，将污染棉球和手套放于弯盘中，置弯盘和治疗碗于床尾。

（2）消毒外阴　再次消毒双手，按无菌操作原则打开导尿包下层；戴好无菌手套后取出洞巾，铺在患者的外阴处并暴露阴茎，形成无菌区；检查物品，确认导尿管通畅、球囊无漏气，润滑导尿管前端，倒出消毒棉球；左手用无菌纱布裹住阴茎并提起，将包皮向后推，暴露尿道口，右手持镊子夹消毒棉球，再次消毒，顺序：尿道口→龟头→冠状沟→尿道口加强消毒，每个棉球限用1次（图1-10-1）。

（3）插导尿管

1）一次性导尿　左手继续用无菌纱布裹住并固定阴茎，向上提起，使之与腹壁呈60°角（图1-10-2），嘱患者张口呼吸；夹闭导尿管，用镊子将已涂润滑剂的尿管对准尿道口轻轻插入尿道20~22cm，见尿液流出后再插入2~3cm。连接集尿袋，将尿液引流到集尿袋里至合适量。如需做尿培养，弃去前段尿液，用无菌标本瓶接取中段尿液5ml。导尿完毕，轻轻拔出导尿管，撤下洞巾，擦净外阴。

图1-10-1　男性外阴消毒　　　　　图1-10-2　阴茎与腹壁呈60°夹角

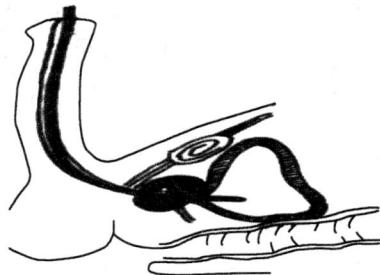

2）留置导尿　将尿管轻轻插入尿道20~22cm，见尿液流出后再插入7~10cm，确保气囊在膀胱内。连接集尿袋，将尿液引流至集尿袋内，夹闭导尿管，连接注射器，根据导尿管上注明的气囊容积向气囊内注入适量的无菌生理盐水，轻拉导尿管有阻力感，即证明导尿管固定于膀胱内，导尿成功后将包皮复位，再回送尿管1cm（以免局部膀胱黏膜过度受压）。撤下洞巾，擦净外阴。

4. **固定尿袋** 集尿袋妥善固定于床沿下低于膀胱的高度，防止尿液逆流造成泌尿系统感染。安置妥当后放开夹闭的导尿管，保持引流通畅。

5. **整理用物** 撤下一次性治疗巾，脱去手套，导尿用物按医疗废弃物处理；询问患者感受，协助患者穿好裤子，安置舒适体位；整理用物，测量尿量，标本送检；洗手，记录导尿时间、尿量、尿液颜色及性质等情况。对膀胱高度膨胀且又极度虚弱的患者，第一次导尿量不可超过1000ml，以防产生血尿或休克。

（三）注意事项

1.用物必须严格消毒灭菌，并按无菌技术操作原则进行，防止尿路感染。导尿管选择大小应适当。

2.导尿过程中，嘱患者勿移动肢体，保持原有的体位，避免污染无菌区。

3.女性患者导尿时，操作者要仔细辨认尿道外口的位置。导尿管一旦误入阴道，应立即更换导尿管后再重新插入。

4.男性尿道较长，有三个狭窄两个弯曲，因此，插管时动作要轻、稳、准。如在插管过程中受阻，稍停片刻，嘱患者做深呼吸，减轻尿道括约肌的紧张，再缓缓插入导尿管，切忌用力过猛过快而损伤尿道黏膜。

5.若膀胱高度膨胀，第一次放尿不应超过1000ml，以免导致虚脱和血尿。

6.留置导尿术常选择双腔气囊导尿管，根据气囊尿管的特殊结构，一般将尿管插入膀胱见尿后需再插入7~10cm，注入无菌生理盐水15~20ml，并下拉尿管至有轻微阻力感即可，避免对尿道的损伤。留置导尿如超过3~4周以上，为保持膀胱容量，应采用间断引流的方法，可将引流橡皮管夹住，每3~4小时开放1次。

7.留置导尿管时，应每天消毒尿道外口，引流袋每天更换1次，导尿管5~7天更换1次，留置导尿应接冲洗装置，以免置留过久而有尿盐沉积堵塞或发生感染。

五、执业（助理）医师考试重点考点

1.男性患者导尿时需将阴茎提起的原因为：男性尿道有两个生理弯曲，即耻骨下弯和耻骨前弯，耻骨下弯固定无变化，而耻骨前弯则随阴茎位置不同而变化，导尿时将阴茎提起为了消除耻骨前弯，利于导尿管插入。

2.男性患者导尿一般导尿管插入尿道20~22cm。

六、测试练习与解析

1.下列哪类患者的尿液中会出现烂苹果味（　　）

 A.前列腺炎   B.尿道炎   C.膀胱炎

 D.糖尿病酮症酸中毒   E.急性肾小球肾炎

答案解析

2.为尿潴留患者首次导尿时，排尿宜缓慢，放出的尿量不应超过（　　）

 A.500ml   B.800ml   C.1000ml

 D.1500ml   E.2000ml

3.导尿术中，第二次消毒的原则为（　　）

 A.由上至下，由外向内   B.由上至下，由内向外

 C.由下至上，由内向外   D.由下至上，由外向内

 E.根据患者要求进行消毒

实训一 手术的无菌技术

一、学习目标

▶▶ 知识目标

能够说出手术人员的手臂皮肤消毒、穿无菌手术衣、戴无菌手套的基本方法；描述患者手术区域准备的具体要求和手术中的无菌原则。

▶▶ 技能目标

能够熟练洗手、穿无菌手术衣和戴无菌手套；给手术区皮肤的消毒和铺巾。

▶▶ 素质目标

培养理论联系实际的科学精神。

二、重点与难点

（一）重点

1. 手术时的无菌操作规则。
2. 外科刷手、消毒铺巾、穿脱手术衣和戴无菌手套操作。

（二）难点

1. 洗手、穿无菌手术衣和戴无菌手套的要点。
2. 手术区皮肤的消毒和铺巾的要点。

三、实训内容

（一）操作前准备

1. **物品准备** 洗手衣裤、肥皂、小方巾、酒精泡手桶、毛刷、手术衣、手套、卵圆钳、手术单、模拟人。
2. **实训场地** 模拟更衣室、洗手间和手术室。

（二）操作步骤

1. **手术人员的术前准备** 为了防止患者创面感染，保护手术人员操作者的安全，进入手术室的手术人员必须按照无菌术的操作规范和原则进行手术前的准备工作。

（1）常规准备参加手术人员首先要剪短指甲，去除甲缘下污垢；去除耳环、项链、戒指等佩饰；手臂有损伤、急性感染、患传染性疾病（感染期），尤其上呼吸道感染人员不能参加手术；进入手术室人员首先要换鞋，穿手术衣、裤，戴口罩、帽子，口罩要遮盖住口、鼻，帽子要盖住全部头发；经医护人员通道进入手术室。

（2）特殊准备主要是指手术人员的手部、前臂及部分上臂的清洁、消毒，穿无菌手术衣和戴无菌手套，防止细菌污染手术切口。对有特殊病菌感染或有传染性疾病的患者进行手术时，要采取隔离措施。

1）手臂消毒法　包括洗手法、冲洗法和免冲洗法。通过对手术人员的局部消毒，可以去除隐藏在皮肤表面的细菌。

①肥皂水洗手法

A.手术人员先用肥皂水清洗手、前臂及部分上臂后（可按六步洗手法洗手），再用无菌毛刷蘸肥皂液分段、交替刷洗手及手臂。先刷洗双手指端、甲缘、甲沟，再分别刷洗五指的桡侧、背侧、尺侧、指蹼、手掌及手背，然后刷洗双前臂、双上臂（肘部上10cm）。指尖朝上，肘部朝下，用清水冲洗干净肥皂液。重复刷洗三遍，每遍刷洗区域比前一遍低2cm，共约10分钟。用无菌干毛巾按序擦洗干净手、前臂及上臂（肘部上10cm处），先擦干一侧，翻转手巾再擦干另一侧，不得返回擦拭。

B.将手及手臂放入70%乙醇溶液中浸泡至肘部上6cm，时间维持5分钟。如果对酒精过敏者，也可用1：1000（0.1%）苯扎溴铵（新洁尔灭）或1：2000氯己新液替代浸泡5分钟，刷洗手时间可减5分钟。浸泡过程手臂不能触碰液面以上桶壁。苯扎溴铵使用40次后予以更换。

C.刷洗手完毕后，双臂于胸前保持双肘呈半屈位，双手呈功能位姿势，自然干燥。手臂下不得低于腰际，上不可高于肩部，不得接触其他物品，也要防止被其他人接触，否则重新浸泡消毒。

②简易刷手法

A.先用肥皂进行普通洗手一次（可按六步洗手法洗手），再用无菌毛刷蘸洁肤柔洗手液刷洗手（顺序同上），清水冲去洁肤柔刷手液，时间3分钟。

B.用无菌毛巾按序擦干手、臂，至肘部上10cm。

C.用5～10ml洁肤柔消毒凝胶均匀涂抹于两手臂一次，自然干燥。

③紧急洗手法：在来不及刷手的紧急情况下，用2.5%的碘酊涂抹手臂，再用70%乙醇脱碘，先戴无菌手套，再穿无菌手术衣，衣袖口留在手套外面，再戴一副无菌手套。

连续施行手术时，如果手套未破，可以不用重新洗手，但需要重新泡手5分钟，或者使用灭菌王（复方氯己定洗液）、碘尔康（氯己定和碘的螯合物）、洁肤柔消毒凝胶（三氯生和酒精）涂抹手臂一次，再穿无菌手术衣、戴无菌手套。如果前一次手术是污染手术，则应重新洗手。

2）穿无菌手术衣　在开阔的地方，提起手术衣衣领两端，将手术衣轻轻抖开，将两手快速插入衣袖内，两臂前伸，由其他人协助穿上。戴上手套后，解开腰带，两臂交叉提起腰带递向后方，由他人在后方将腰带系紧。穿包背式手术衣时，提起腰带，由器械护士接取或由巡回护士用无菌持物钳接取，穿衣者转身一周，再从护士手中接过腰带。穿衣者将腰带系于腰部前方，系完后将衣带下垂部分塞入胸前的衣兜内。

3）戴无菌手套　由于手臂消毒法并不能消灭隐藏在皮肤深处（如毛囊、皮脂腺等）的细菌，在手术过程中，这些细菌会逐渐地转移到皮肤表面，所以还需要戴无菌手套，以阻止细菌污染手术创口。包括戴无菌干手套和无菌湿手套。

目前医院已全部采用经高压蒸汽灭菌的干手套或一次性无菌无尘干手套。应先穿手术衣，后戴手套。用无菌滑石粉均匀涂擦双手，使之光滑、干燥。将两只手套相对合拢放置，左手捏住手套套口的翻折部，先将右手插入右手手套内，勿触及手套外面；再将已戴好手套的右手四指插入左手手套的翻折部，协助左手插入手套内，已戴手套的右手不可触碰左手皮肤及左手套的内面。将手套的翻折部翻回盖住手术衣袖口。用无菌生理盐水冲洗干净手套外面的滑石粉。戴一次性无菌无尘手套则不需要使用滑石粉。湿手套现已不常用。

4）脱手术衣和手套　由护士解开颈部及后背的衣带后，双手交叉抓住肩部的衣服，将手术衣自背部向前反折脱掉，使手套的腕口部随之翻转于手上。然后，先用右手将左手套扯至左手掌指部，再以左手指扯去右手手套，最后用右手指在左手掌部推下左手手套。全过程防止手部皮肤接触到手套的外面。手术完毕后，如有接台手术，先脱手术衣后脱手套。

在手术人员准备过程中，每一项操作都要符合无菌术的要求。如有违反操作原则，必须重新进行术前准备。

2. 患者手术区域准备

（1）皮肤准备　目的是消灭拟作切口处及其周围皮肤上的细菌。如皮肤上有较多油脂或胶布粘贴的残迹，可先用汽油或乙醚拭去，然后用2.5%~3%碘酊涂擦皮肤，待碘酊干后，以70%乙醇将碘酊擦净两次。另一消毒方法是用1∶1000新洁尔灭酊涂擦两遍。对婴儿、面部皮肤，口腔、肛门、外生殖器，一般用1∶1000新洁尔酊或1∶1000洗必泰酊涂擦两次消毒。也可用0.75%吡咯烷酮碘消毒，此药刺激性小，作用持久。在植皮时，供皮区的消毒可用酒精涂擦2~3次。

（2）铺无菌布单　铺盖无菌布单的目的是除显露手术切口所必需的皮肤区以外，遮盖住其他部位，以避免和尽量减少手术中的污染。也可在手术区的皮肤上粘贴无菌塑料薄膜，切开后薄膜仍黏附在伤口边缘，可防止皮肤常存细菌在术中进入伤口。小手术仅盖一块孔巾即可，对较大手术，须铺盖无菌巾和其他必要的布单等。原则是除手术野外，至少要有两层无菌布单遮盖。一般的铺巾方法为用四块无菌巾，每块的一边双折少许，掩盖手术切口周围，每侧铺盖一块无菌巾。通常先铺操作者的对面，或铺相对不洁区（如会阴部、下腹部），最后铺靠近操作者的一侧，并用布巾钳夹住交角处，以防止移动。无菌巾铺下后，不可随便移动，如位置不准确，只能由手术区向外移，而不应向内移动。然后，根据情况，再铺中单、大单。大单的头端应盖过麻醉架，两侧和足端部应垂下超过手术台边30cm。

3. 手术过程中的无菌原则　在手术过程中，虽然器械和物品都已灭菌、消毒，手术人员也已洗手、消毒、穿戴无菌手术衣和手套，手术区又已消毒和铺覆无菌布单，为手术提供了一个无菌操作环境。但是，在手术进行中，如果没有一定的规章来保持这种无菌环境，则已经灭菌和消毒的物品或手术区域仍有受到污染、引起伤口感染的可能，有时可能使手术失败，甚至影响患者的生命。这个所有参加手术的人员必须认真执行的规章，即无菌操作规则，如发现有人违反时，必须立刻纠正。无菌操作规则如下。

（1）手术人员一经"洗手"，手臂即不准再接触未经消毒的物品。穿无菌手术衣和戴无菌手套后，背部、腰部以下和肩部以上都应认为是有菌地带，不能接触；同样，手术台边缘以下的布单，也不要接触。

（2）不可在手术人员的背后传递器械及手术用品。坠落到无菌巾或手术台边以外的器械物品，不准拾回再用。

（3）手术中如手套破损或接触到有菌地方，应另换无菌手套。前臂或肘部碰触有菌地方，应更换无菌手术衣或加套无菌袖套。无菌巾、布单等物品，如已被湿透，其无菌隔离作用不再完整，应加盖干的无菌单。

（4）在手术过程中，同侧手术人员如需调换位置时，应先退后一步，转过身，背对背地转到另一位置，以防止污染。

（5）手术开始前要清点器械、敷料，手术结束时，检查胸、腹等体腔，核对器械、敷料数量无误后，才能关闭切口，以免异物遗留腔内，产生严重后果。

（6）切口边缘应以大纱布垫或手术巾遮盖，并用巾钳或缝线固定，仅显露手术切口。

（7）做皮肤切口以及缝合皮肤之前，需用70%乙醇或0.1%新洁尔灭溶液，再涂擦消毒皮肤一次。

（8）切开空腔脏器前，要先用纱布垫保护周围组织，以防止或减少污染。

（9）参观手术人员不可太靠近手术人员或站得太高，也不可经常在室内走动，以减少污染的机会。

（三）注意事项

1.穿手术衣时，两臂不能上举、外展或低垂；交接腰带时，手不能与他人相接触；其他人在协助穿手术衣时不能接触手术衣的外面。

2.皮肤准备注意事项：①涂擦上述药物时，应由手术区中心部向四周涂擦。如为感染伤口或肛门等处手术，则应自手术区外周涂向感染伤口或会阴肛门处。已经接触污染部位的药液纱布，不应再返擦清洁处；②手术区皮肤消毒范围要包括手术切口周围15cm的区域。如手术时有延长切口的可能，则应适当扩大消毒范围。

四、执业（助理）医师考试重点考点

1.全程严格无菌操作，每违反一次无菌操作原则扣2分。

2.普通切口由内向外消毒，污染或感染切口（如肛门会阴部、脓肿切开）由外向内消毒。

3.常见手术切口的消毒范围，如腹部手术、颈部手术。

4.包背式手术衣和前交叉式手术衣的不同穿法。

5.整个操作过程注意职业素质，体现人文关怀。

五、测试练习与解析

1.手术人员洗手并穿无菌衣、戴手套后，以下哪个区域是无菌区域（　　）

A.背部　　　　　　　　　B.腰部以下　　　　　　　　C.前胸部

D.肩部以上　　　　　　　E.手术台下方的手术单

2.感染伤口消毒顺序为（　　）

A.由手术中心向周围　　　B.由周围向手术区域　　　　C.无须消毒

D.各种顺序均可　　　　　E.由一边向另一边

3.婴儿皮肤消毒可选的消毒液有（　　）

A.75%乙醇　　　　　　　B.碘酊　　　　　　　　　　C.2%戊二醛

D.0.75%吡咯烷酮碘　　　E.40%甲醛

实训二　手术基本操作技术（一）

一、学习目标

▶▶ 知识目标

能说出外科常用手术器械的结构特点、基本性能及正确使用方法；知道正确的打结方法和注意事项。

▶▶ **技能目标**

能够熟练学生掌握打结方法，较熟练使用常见手术器械。

▶▶ **素质目标**

培养理论联系实际的科学精神。

二、重点与难点

（一）重点

1.常用外科结打结方法。

2.常用的手术器械特点和使用。

（二）难点

1.打结技巧与熟练程度。

2.特殊手术器械的辨识。

三、实训内容

（一）操作前准备

1.物品准备 常用手术器械；丝线、打结训练器。

2.实训场地 外科实训室。

（二）操作步骤

1.常用手术器械

（1）手术刀 常用的是一种可以装拆刀片的手术刀，分刀片和刀柄两部分，用时将刀片安装在刀柄上，常用型号为20、24号大刀片，适用于创口切割，9、17号属于小刀片，刀片的末端刻有号码，适用于眼科及耳鼻喉科，又根据刀刃的形状分为圆刀、弯刀、球头刀及三角刀。刀柄根据长短及大小分型，其末端刻有号码，一把刀柄可以安装几种不同型号的刀片。刀片宜用持针钳夹持安装，避免割伤手指。

手术刀一般用于切开和剥离组织，目前已有同时具有止血功能的手术刀用于肝、脾等实质性脏器或手术创面较大，需反复止血的手术（如乳腺癌根治术），如各种电刀、激光刀、微波刀、等离子手术刀及高压水刀等。但这些刀具多需一套完整的设备及专业人员操作。另外还有一次性使用的手术刀、柄，操作方便，并可防止院内感染。

执刀方法包括：①执弓式，是常用的执刀法，拇指在刀柄下，食指和中指在刀柄上，腕部用力。用于较长皮肤切口及腹直肌前鞘的切开等。②执笔式，动作的作用力在指部，为短距离精细操作。用于解剖血管、神经、腹膜切开和短小切口等。③握持式，握持刀比较稳定，切割范围较广。用于压力较大的切开，如截肢、肌腱切开，较长的皮肤切口等。④反挑式，靠在指端用力挑开。多用于脓肿切开，以防损伤深层组织（图2-2-1）。

（2）手术剪 根据其结构特点，有尖、钝，直、弯，长、短各型。据其用途分为组织剪及拆线剪。组织剪多为弯剪，锐利而精细，用来解剖、剪断或分离剪开组织。

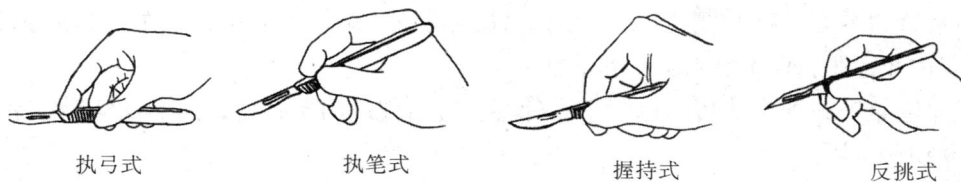

执弓式　　　　　　执笔式　　　　　　握持式　　　　　　反挑式

图 2-2-1　常用执刀方法

通常浅部手术操作用直剪，深部手术操作用弯剪。线剪多为直剪，用来剪断缝线、敷料、引流条等。线剪与组织剪的区别在于组织剪的刃锐薄，线剪的刃较钝厚。所以，决不能图方便、贪快，以组织剪代替线剪，以致损坏刀刃，造成浪费。拆线剪是一页钝凹、一页直尖的直剪，用于拆除缝线。

正确持剪刀法为拇指和第四指分别插入剪刀柄的两环，中指放在第四指环的剪刀柄上，食指压在轴节处起稳定和向导作用，有利操作。手术钳的操作与此相同。

（3）手术镊　用于夹持和提起组织，以利于解剖及缝合，也可夹持缝针及敷料等。有不同的长度，分有齿镊和无齿镊两种。

1）有齿镊　又叫组织镊，镊的尖端有齿，齿又分为粗齿与细齿，粗齿镊用于夹持较硬的组织，损伤性较大；细齿镊用于精细手术，如肌腱缝合、整形手术等。因尖端有钩齿，夹持牢固，但对组织有一定损伤。

2）无齿镊　又叫平镊或敷料镊。其尖端无钩齿，用于夹持脆弱的组织、脏器及敷料。浅部操作时用短镊，深部操作时用长镊，尖头平镊对组织损伤较轻，用于血管、神经手术。

正确持镊是用拇指对食指与中指，执二镊脚中、上部。

（4）持针钳　也叫持针器。主要用于夹持缝针缝合各种组织。有时也用于器械打结。用持针器的尖夹住缝针的中、后1/3交界处为宜，多数情况下夹持的针尖应向左，特殊情况可向右，缝线应重叠1/3，且将绕线重叠部分也放于针嘴内，以利于操作。若将针夹在持针器中间，则容易将针折断。正常执持针钳方法有：①掌握法，也叫一把抓或满把握，即用手掌握拿持针钳。钳环紧贴大鱼际肌上，拇指、中指、无名指和小指分别压在钳柄上，后三指并拢起固定作用，食指压在持针钳前部近轴节处。利用拇指及大鱼际肌和掌指关节活动推展，张开持针钳柄环上的齿扣，松开齿扣及控制持针钳的张口大小来持针。合拢时，拇指及大鱼际肌与其余掌指部分对握即将扣锁住。此法缝合稳健，容易改变缝合针的方向，缝合顺利，操作方便。②指套法，为传统执法。用拇指、无名指套入钳环内，以手指活动力量来控制持针钳的开闭，并控制其张开与合拢时的动作范围。用中指套入钳环内的执钳法，因距支点远而稳定性差，故为错误的执法。③掌指法，拇指套入钳环内，食指压在钳的前半部做支撑引导，余三指压钳环固定于掌中。拇指可以上下开闭活动，控制持针钳的张开与合拢。

持针器传递时，传递者握住持针器中部，将柄端递给术者，防止刺伤自己和其他人。

（5）血管钳　主要用于钳夹血管或出血点，亦称止血钳。血管钳在结构上的不同，主要是齿槽床。由于手术操作的需要，齿槽床分为直、弯、直角、弧形等。用于血管手术的血管钳，齿槽的齿较细、较浅，弹力较好，对组织的压榨作用与对血管壁及其内膜的损伤亦较轻，称无损伤血管钳。常用的血管钳尖端为平端。尖端带齿者称有齿血管钳，多用于夹持较厚的坚韧组织以防滑脱，对组织的损伤较大。

由于血管钳的前端平滑，易插入筋膜内，不易刺破静脉，也供分离解剖组织用。也可用于牵引缝线、拔出缝针，或代镊子使用，但不宜夹持皮肤、脏器及较脆弱的组织。用于止血时尖端应与组织垂直夹住出血血管断端，尽量少夹附近组织。

1）弯血管钳　用以夹持深部组织或内脏血管出血，有长短两种。

2）直血管钳　用以夹持浅层组织出血，协助拔针等用。

3）有齿血管钳（可可钳） 用以夹持较厚组织及易滑脱组织内的血管出血，如肠系膜、大网膜等，前端齿可防止滑脱，但不能用于皮下止血。

4）蚊式血管钳 为细小精巧的血管钳，有直、弯两种，用于脏器、面部及整形等手术的止血，不宜做大块组织钳夹用。

血管钳不得夹持皮肤、肠管等，以免组织坏死。止血时只扣上一、二齿即可，要检查扣锁是否失灵，有时钳柄会自动松开，造成出血，应警惕。使用前应检查前端横形齿槽两页是否吻合，不吻合者不用，以防止血管钳夹持组织滑脱。

（6）海绵钳 也叫持物钳、卵圆钳。分为有齿纹、无齿纹两种，有齿纹的主要用以夹持、传递已消毒的器械、缝线、缝针、敷料、引流管等，也用于钳夹蘸有消毒液的纱布，以消毒手术野的皮肤，或用于手术野深处拭血；无齿纹的用于夹持脏器，协助暴露。换药室及手术室通常将无菌持物钳置于消毒的大口量杯或大口瓶内，内盛消毒药液。

用海绵钳取物时需注意，不可将其钳头端（即浸入消毒液内的一端）朝上，防止消毒液流到柄端的有菌区域，放回后消毒液再流回，将污染头端。正常持法：海绵钳头端应始终朝下；专供夹取无菌物品，不能用于换药；取出或放回时应将海绵钳头端闭合，勿碰容器口，也不能接触器械台。

（7）组织钳 又叫鼠齿钳，对组织的压榨较血管钳轻，故一般用以夹持软组织，不易滑脱，如夹持牵引被切除的病变部位，以利于手术进行，钳夹纱布垫与切口边缘的皮下组织，避免切口内组织被污染。

（8）布巾钳 用于固定铺盖手术切口周围的手术巾。

（9）直角钳 用于游离和绕过主要血管、胆道等组织的后壁，如胃左动脉、胆囊管等。

（10）肠钳（肠吻合钳） 用于夹持肠管，齿槽薄，弹性好，对组织损伤小，使用时可外套乳胶管，以减少对肠壁的损伤。

（11）胃钳 用于钳夹胃以利于胃肠吻合，轴为多关节，力量大，压榨力强，齿槽为直纹且较深，组织不易滑脱。

（12）阑尾钳 爪形肠钳子，用来夹阑尾系膜，不能夹阑尾。

（13）牵开器（拉钩） 根据需要，有各种不同的类型。使用拉钩时，应以纱垫将拉钩与组织隔开；拉力应均匀，不能突然用力过大，以免损伤组织。

1）皮肤拉钩 为耙状牵拉器，用于浅部手术的皮肤拉开。

2）甲状腺拉钩 为平钩状，常用于甲状腺部位的牵拉暴露，也常用于腹部手术做腹壁切开时的皮肤、肌肉牵拉。

3）阑尾拉钩 亦为钩状牵拉器，用于阑尾、疝等手术，用于腹壁牵拉。

4）腹腔平头拉钩 为较宽大的平滑钩状，用于腹腔较大的手术。

5）"S"状拉钩 是一种如"S"状腹腔深部拉钩。使用拉钩时，应以纱垫将拉钩与组织隔开，拉力应均匀，不应突然用力或用力过大，以免损伤组织，正确握持拉钩的方法是掌心向上。

6）自动拉钩 为自行固定牵拉器，腹腔、盆腔、胸腔手术均可应用。

（14）缝针 根据针尖形状，常用的有角针、圆针、钝针等。

1）角针 较为锐利，多用于皮肤、肌腱等较坚韧组织的缝合。

2）圆针 希望组织中的针孔最小、组织切割最少时多选用圆针，多用于肠吻合、筋膜缝合、妇产科、疝和心血管手术。

（15）缝线

1）可吸收线 如羊肠线和合成纤维线，通常用于内脏胃、肠、膀胱、输尿管和胆道等黏膜层的缝合。

2）不可吸收线 如丝线、棉线、不锈钢丝、尼龙线、银丝和麻丝等。手术中最常用的是丝线，适用于一般的结扎与缝合；5-0～12-0为最细丝线，用于血管、神经的吻合或缝合精细手术；1～4号为中号丝线，多用于缝合腹膜、筋膜等，使用时应浸湿，以增强张力及便于结扎和缝合。

2.打结 打结是外科学最基本的技能之一，掌握正确的打结方法，有助于减少操作过程中的失误，保证结扎效果，避免术后出现相关的并发症；熟练的操作动作，可以缩短结扎的时间，提高操作效率。

（1）结的分类 医学上常用的结有以下几种分类。

1）单结 结扣的基本组成部分，易松解，仅用于暂时阻断。

2）方结 由两个方向相反的单结重叠组成，较牢固，是外科手术中最常用的结。

3）多重结 由三个或三个以上的单结重叠组成，任何两个相邻的单结方向均相反，与方结比较，更加牢固，用于较重要较大血管的结扎，或用于容易松脱的线的打结。

4）外科结 打第一个结时，让线缠绕两次，通过增加线的接触面积加大第一个结的摩擦力，再打第二个结时，第一个结不易松脱。用于结扎有张力的组织或大血管。

5）滑结 打结方法与方结相同，但由于两线拉力不同，导致拉力松的一线捆绑在拉力紧的一线上，形成滑结。此结极易滑脱，实际操作过程中应避免出现。

6）假结 由两个方向相同的单节重叠组成，结扎不牢靠，容易滑脱，不被采用。

（2）打结方法

1）单手打结法 简单易学，打结迅速，是手术最常用的打结方法。

2）双手打结法 结扣牢固可靠，常用于深部或有张力缝合后的结扎。

3）持钳结法 借助持针器或血管钳打结，常用于结扎线过短或深部打结空间较小时。

（三）注意事项

1.无论哪一种持刀法，都应以刀刃突出面与组织呈垂直方向，逐层切开组织，不要以刀尖部用力操作，执刀过高控制不稳，过低又妨碍视线，要适中。

2.刀的传递：手术刀在传递过程中，传递者手持刀片与刀柄结合处，刀刃向外，刀背向内，刀柄向前，刀尖向后，先将刀柄递出，避免在传递过程中误伤术者和自己。

3.无论采用哪一种打结方法，相邻的两个单结的方向不能相同，否则即成假结；打结时，要顺着结扎线的穿行方向用力，并且两只手的用力点与结扎点要在同一条直线上，否则将会结扎不紧或折断结扎线；打结拉线时，两只手用力要均匀，否则即成滑结，滑结容易滑脱，应注意避免；打结时，要选择粗细适当的结扎线；打结时应尽量避免牵拉组织。

四、执业（助理）医师考试重点考点

1.要熟练戴手套打结。

2.避免打滑结。

3.整个操作过程注意职业素质，体现人文关怀。

五、测试练习与解析

1.手术刀持刀方式不包括（ ）

A.执弓式 B.执笔式 C.握持式

D.反挑式 E.双手式

答案解析

2.以下不适用于外科手术的结为（ ）

A.单结 B.方结 C.多重结

D.外科结　　　　　　　　　　E.滑结

3.以下打结操作正确的是（　　）

A.两个单结方向一致

B.打结拉线时用力均匀

C.打结时提拉组织

D.打结拉线时双手用力点与结的方向成角

E.操作空间狭小时用手打结

实训三　手术基本操作技术（二）

一、学习目标

▶▶ 知识目标

能够描述切口的选择及切开的注意事项；钝性分离和锐性分离的适用范围；手术中常见的止血方法；常见的缝合方法和要领；拆线的方法和原则。知道各种缝合方法的适用范围。

▶▶ 技能目标

能够进行基本的切开和分离操作；具备进行基本外科缝合的能力；能正确进行剪线和拆线。

▶▶ 素质目标

培养理论联系实际的科学精神。

二、重点与难点

（一）重点

1.切开与分离的技巧。

2.常见缝合方法。

（二）难点

1.正确的缝合技巧。

2.操作的熟练程度。

三、实训内容

（一）操作前准备

1.物品准备　手术刀、血管钳、有齿镊、无齿镊、组织剪、线剪、持针器、缝针、缝线、拉钩、止血带、模拟训练器。

2.实训场地　模拟手术室。

（二）操作步骤

1. 切开

（1）切口选择原则

1）选择在病变部位附近，便于通过最短途径以最佳视野显露病变。

2）切口对组织损伤小，方向与切口部位重要血管、神经走行一致。

3）皮肤切口尽量按皮纹走行方向行进，兼顾美观效果。

4）切口处血供好，容易愈合；张力小，不易崩开或形成切口疝。

5）关节部位切口要兼顾术后功能恢复。关节部位的切口应做成横切口或"S"形切口，可以避免瘢痕挛缩对关节活动的影响。

6）切口最好避开负重部位。

7）切口大小以能够顺利进行手术为宜，不可过大或过小。

（2）皮肤切开　进行皮肤切开时，术者及助手分别用左手压在切口两边或切口两端将皮肤固定平整并绷紧，术者右手执刀（执刀的方式包括执弓法、抓持法、执笔法、反挑法），用刀尖切入皮肤，之后用刀腹继续切开，刀刃与皮肤垂直，防止斜切，到达切口终点时将刀逐渐竖起，切开起始时及切开终止时，手术刀呈垂直状态，防止切口两端形成斜坡状，切开动作连贯，一次切完为佳（图2-3-1）。

（3）管腔切开　进行管腔切开时，应在切口两侧各缝一牵引线，术者与助手各持一牵引线，并向两侧轻轻牵拉，保持切口处管腔壁张力，用手术刀按解剖学层次逐层切开。

2. 分离　分离必须掌握局部解剖关系，在解剖间隙中进行分离。包括锐性分离和钝性分离两种方法，应根据实际情况选择合适的方式进行。

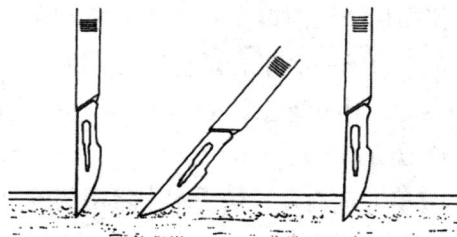

图2-3-1　皮肤切开

（1）锐性分离　常用器械有手术刀、组织剪和电刀，在直视下切开或剪开组织，动作要精细、准确；主要用于皮肤、筋膜及瘢痕等致密组织，或粘连较牢固的组织。

（2）钝性分离　常用器械有手术刀柄、电刀、血管钳或手指，将器械或手指插入组织间隙内，用适当的力度分离组织；主要用于肌肉、器官间隙等疏松组织，对于良性肿瘤包膜或粘连较疏松的组织也常用此法；手指分离是借助手指的感觉分离组织，可以不在直视下进行，对于经验较少的医生应避免使用手指分离，因为手指"感觉"可能不准确。钝性分离时避免粗暴。

在进行组织分离时，大多采用锐性分离和钝性分离相结合的方式，例如，用组织剪分离时，在剪刀闭合状态下将剪尖伸入组织间隙内，然后张开剪柄，钝性分开组织，然后在直视下看准后，再锐性剪开组织。近年来，常用电刀进行分离，电刀在工作状态时可以进行锐性分离切割组织，在非工作状态下可以进行钝性分离推开组织，在分离组织同时可以进行电凝止血。

3. 止血

（1）压迫止血法　①纱布压迫止血：用干纱布或40～50℃的温盐水纱布压迫出血部位，压迫时间一般为2～5分钟，必要时可以重复2～3次，主要用于较广泛的渗血。②纱布填塞止血：在有较大较多血管破裂出血时，例如，肝脏严重广泛挫裂伤，出血较多较急，患者处于危急状态，用其他止血方法不能止血时，可以用纱布填塞压迫止血，术后将纱布一次或分次取出。

（2）止血带止血法　通过暂时阻断手术部位的血供，达到减少出血的目的；主要用于四肢手术，有时也应用于肝脏或肺脏手术；应用此方法要注意阻断时间不能过长，以免出现缺血坏死。

（3）结扎止血法 是术中最常用的止血方法，止血可靠；出血时，看清出血的血管，用血管钳夹住出血点，然后用结扎线开始结扎，结扎方式通常采取单纯结扎和缝合结扎。在术者打好第一个结后，助手松开血管钳的同时，术者将第一个结继续打紧，移去血管钳，再打第二个结，要打成方结；在处理比较大的血管或重要的血管时，可以将血管游离，先在准备切断的血管两端进行结扎，再从两个结扎线之间切断血管。为避免缝线脱落，可以先贯穿组织缝扎后再打结。

（4）电凝止血法 应用电热作用将血流凝固，止血时，可以用电灼器刀头直接接触出血点进行电凝，也可以先用血管钳夹住出血点，再用电灼器刀头接触血管钳进行电凝。

（5）药物及生物制品局部止血法 主要应用于创面渗血，例如，肾上腺素、凝血酶等局部注射，止血纱布或吸收性明胶海绵局部填塞，医用生物蛋白胶局部喷洒等。

4. 显露 手术显露注意做好以下几点：①患者体位合理；②照明充足；③麻醉和肌肉松弛；④切口选择合理；⑤拉钩使用正确；⑥止血彻底；⑦熟练的解剖和手术操作技术。

5. 缝合 基本目的是使已经切开或断裂的组织或器官相对合，消灭残腔，促进愈合，恢复功能。

（1）缝合的基本技术 术者左手持手术镊固定需要缝合的组织，右手执握持针器，针尖对准进针点，借助腕部及前臂的外旋力量，原位旋转持针器，将针尖插入组织内，顺着缝针的弧度进针，缝针穿过组织深部到达对侧出针点并穿出，用手术镊夹住缝针前端固定于原位，之后，松开持针器，再用持针器夹住缝针前端，松开手术镊，顺着缝针的弧度出针，完全拔出缝针、带出缝线；进针及出针动作连贯，力求一次完成，避免反复进针。

（2）常用的缝合方法 包括单纯式缝合、内翻式缝合和外翻式缝合三种，根据不同切口和组织，选用合适的方式进行缝合。

1）单纯式缝合 是手术中常用的缝合方式（图2-3-2）。

①单纯间断缝合：是最基本的缝合方法，应用广泛，例如，皮肤切口缝合。

②单纯连续缝合：用于张力较小的组织缝合，优点是节省缝合时间，缺点是缝线一旦断裂，切口会全部裂开。

③连续锁边缝合：常用于胃肠道吻合时后壁的全层缝合，缝合方法与单纯连续缝合类似，只是缝线作扣锁穿行。

④"8"字缝合：实际上是两个相连的间断缝合，结扎牢靠、节省时间，分为内"8"字缝合、外"8"字缝合，常用于缝合肌腱或缝扎止血。

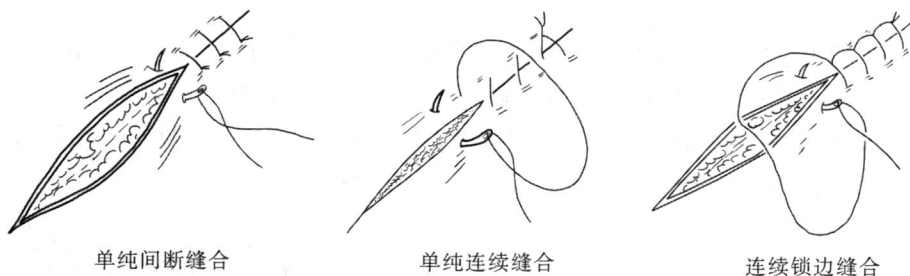

单纯间断缝合　　　　单纯连续缝合　　　　连续锁边缝合

图2-3-2 单纯式缝合

2）内翻式缝合 常用于管腔的闭合或吻合，缝合后切缘两侧内翻，浆膜层紧密对合。有利于减少伤口与邻近组织的粘连，减少管腔内容物外漏的概率。主要用于胃肠和膀胱的缝合（图2-3-3）。

①单纯全层内翻缝合：常用于胃肠道吻合，分间断法和连续法两种，常用间断法。单纯间断全

层内翻缝合的具体缝合方法为：缝针于一侧黏膜进针，穿过管壁全层于浆膜出针，再于对侧浆膜进针，穿过管壁全层于黏膜出针，打结后线结在管腔内，两侧切缘内翻对合。

②连续全层水平褥式内翻缝合：常用于胃肠道前壁全层的吻合。方法为：开始第一针做全层单纯对合缝合，打结后，缝针于一侧浆膜进针穿过管壁全层，接着于同侧黏膜进针，穿过管壁全层后于浆膜出针并带出缝线，之后，缝针于对侧浆膜进针穿过管壁全层，接着于对侧黏膜进针，穿过管壁全层后于浆膜出针并带出缝线，收紧缝线后两侧切缘内翻，进针点、出针点距切缘2mm，同侧进针点与出针点的距离在4mm左右，同侧的进针点与出针点连线与切缘平行，如此进针出针，用一根缝线连续缝合整个前壁。

③荷包缝合与"半"荷包缝合：是小范围的浆肌层内翻缝合。方法是以被包埋处为中心，在其周围浆肌层做圆形或半圆形连续缝合，结扎后中心内翻包埋。常用于阑尾残端的包埋、消化道闭合残端角部的包埋，也可用于固定胃肠、胆囊、膀胱的造瘘管。

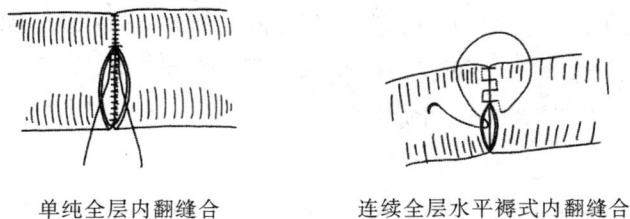

单纯全层内翻缝合　　　　　　连续全层水平褥式内翻缝合

图 2-3-3 内翻式缝合

3）外翻式缝合　缝合后切口外翻，内面光滑。用于血管吻合，可减少血栓的形成；用于腹膜的缝合，可减少内脏与腹膜的粘连；亦可以用于松弛皮肤的缝合。

①间断垂直褥式外翻缝合：用于松弛皮肤的缝合，例如阴囊、腹股沟及腋窝等部位；缝合方法为：在距切缘5mm处皮肤进针，穿过皮下组织跨切口至对侧皮下组织，于对侧距切缘5mm处皮肤出针并带出缝线，再于出针侧距切缘2mm处皮肤进针，穿过真皮层跨切口至对侧真皮层，于对侧距切缘2mm处皮肤出针并带出缝线，4个进出针点在一个平面并且与切口垂直，打结后两侧皮缘外翻。

②间断水平褥式外翻缝合：用于血管小破裂口的修补缝合。缝合方法为：缝针于一侧血管外膜进针内膜出针，接着跨切口于对侧血管内膜进针外膜出针并带出缝线，之后，缝针于出针侧血管外膜进针内膜出针，接着跨切口于对侧血管内膜进针外膜出针并带出缝线，同侧的进针点与出针点连线与切缘平行，结扎后两侧切缘外翻（连续水平褥式外翻缝合进出针方法与此相同，只是使用一根缝线缝合全部切口）（图2-3-4）。

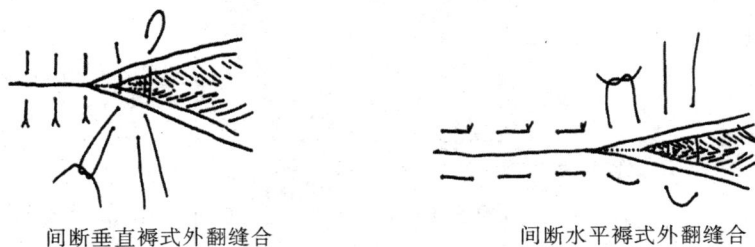

间断垂直褥式外翻缝合　　　　　　间断水平褥式外翻缝合

图 2-3-4 外翻式缝合

6. 剪线与拆线

（1）剪线

1）剪线长度　皮肤缝线，线头一般留0.5～1cm；体内缝线，在保证不引起线结松脱前提下尽量剪短，通常丝线留1~2mm，肠线和其他可吸收线留3~4mm。结扎重要血管或组织张力较大时，可稍留长些。

2）剪线方法　结扎完毕后打结者将缝线合拢提起偏向一侧，保持一定张力，剪线者用"靠、滑、斜、剪"四步剪线。先持剪微张口，以线剪一侧前端靠线下滑至结部，继而线剪向上倾斜45°剪线，此时所留线头约1mm。体表剪线根据需要留相应长度。

（2）拆线

1）拆线时机　一般情况下，头面部及颈部切口在术后4~5天拆线，下腹部及会阴部切口在术后6~7天拆线，胸背部、上腹部及臀部在术后7~9天拆线，四肢部位切口在术后10~12天拆线，减张缝合在术后14天拆线。切口若有明显感染，应提前拆线；对于患有某些疾病的患者，应适当延长拆线时间，如营养不良、糖尿病或长期使用糖皮质激素等。

2）操作过程　拆线开始前按换药的方法常规消毒切口区域，左手持手术镊夹住切口缝线线头，轻轻提起线结，把埋在皮下的线拉出2mm左右，右手持线剪并微微张开，将剪尖插进线结与皮肤之间的空隙，紧贴针眼处的皮肤将拉出的缝线剪断，随即朝剪断侧将缝线拉出，动作要快要轻；拆线结束后再次消毒切口区域，盖以无菌敷料、固定。

（三）注意事项

1.管腔切开前，应使用纱布保护好准备切开管腔的四周，以免管腔内容物污染术区；切口与管腔纵轴平行。

2.无论采用哪一种缝合方式，应注意消灭残腔；缝合既不能过紧，也不能过松；不同组织器官缝合采取合适的针距和边距。

四、执业（助理）医师考试重点考点

1.缝合前要了解手术情况，做好术前准备（包括戴帽子、口罩，外科洗手，皮肤消毒，麻醉等，一般要求口述）。

2.熟练戴手套缝合和打结（徒手打结和器械打结）。

3.缝合的针距和边距；正确剪线和拆线。

4.在规定时间内完成所有操作，超时扣分。

5.整个操作过程注意职业素质，体现人文关怀。

五、测试练习与解析

1.内翻式缝合常用于（　　）

 A.胃肠和膀胱   B.皮肤   C.血管

 D.肝脏   E.神经

答案解析

2.皮肤缝线剪线时保留的缝线长度为（　　）

 A.0.5~1cm   B.0.5~1mm   C.1~2mm

 D.3~4mm   E.2~3cm

3.一般情况下，切口在术后6~7天拆线的是（　　）

 A.头面部及颈部   B.下腹部及会阴部 C.胸背部、上腹部及臀部

 D.四肢部位   E.减张缝合

实训四　徒手心肺复苏与电除颤

一、学习目标

▶▶ **知识目标**

能够描述徒手心肺复苏的操作技术要点；呼吸心搏骤停的判断标准；复苏成功的判断方法。

▶▶ **技能目标**

能够操作简易电除颤仪器；能够对呼吸心搏骤停患者进行正确的复苏操作。

▶▶ **素质目标**

通过对急救术的学习，培养爱伤观念和处置医疗突发事件的心理素质。

二、重点与难点

（一）重点

1.徒手心肺复苏的操作。

2.生命体征的判断。

（二）难点

1.徒手心肺复苏的操作技术要点。

2.简易电除颤的使用。

三、适应证与禁忌证

（一）适应证

1. **徒手心肺复苏**　呼吸心搏骤停者。

2. **简易电除颤**　①心室颤动或心室扑动。②无脉性室速。

（二）禁忌证

1. **徒手心肺复苏**　①有自主呼吸心搏者。②胸部外伤者。

2. **简易电除颤**　①缓慢心律失常，包括病态窦房结综合征。②洋地黄过量引起的心律失常（除室颤外）。③伴有高度或完全性传导阻滞的房颤、房扑、房速。④严重的低钾血症暂不宜做电复律。⑤左房巨大，心房颤动持续1年以上，长期心室率不快者。

四、实训内容

（一）操作前准备

1. **物品准备**　心肺复苏人体模型、简易除颤器、纱布、手电筒、盐水。

2. **实训场地**　外科实训室。

（二）操作步骤

1. **呼吸心搏骤停的判断**　当患者的神志突然丧失、大动脉搏动消失（触诊颈动脉或股动脉）及无自主呼吸，即可诊断为呼吸循环骤停。切忌反复测血压或听心音、等待心电图等，这一定会延迟复苏时间。非专业人员发现有人神志消失或晕厥、呼叫无反应、没有呼吸或呼吸不正常，应判断为呼吸心搏骤停；专业人员若在 10 秒内无法判断是否有脉搏，也应立即复苏。心脏停搏使全身组织细胞失去血液灌流和缺氧，而脑细胞经受 4～6 分钟的完全性缺氧，即可引起不可逆性损伤。因此，尽早建立有效的人工循环对患者的预后产生显著影响。

2. 胸外心脏按压（CPR） 是用胸外按压心脏的形式建立暂时人工循环的方法。其主要原理包括心泵机制和胸泵机制。无论机制如何，只要操作正确就可以建立暂时的人工循环，使动脉压达到 80～100mmHg。

首先，患者平卧，背部垫一木板或平卧于地板上。操作者立于或跪于患者右侧。选择患者两乳头连线中点或剑突以上两横指（4～5cm）处，即胸骨下段 1/2 处为按压点。将一手掌根部置于按压点，另一手掌根部覆于前手手背之上，手指与之交叉。前手指向上方翘起，两腿紧贴患者，双臂伸直，使肩、上臂及前臂与患者胸骨垂直，凭操作者重力，通过双臂和双手掌，垂直向胸骨迅速加压，使胸骨下陷 5～6cm。然后放松，使胸廓自行恢复原位。如此反复操作，形成人工循环。按压与松开的时间比为 1：1。按压频率至少 100 次 / 分。复苏时，单人和双人心脏按压与人工呼吸比例均为 30：2。如果已经行气管内插管，人工呼吸频率为 8～10 次/分，可不考虑是否与心脏按压同步的问题。心脏按压有效时可触及颈动脉或股动脉的搏动。操作中手法宜适当，按压部位准确，切勿用力过大或不均匀，以免发生胸骨或肋骨骨折等并发症；按压过程尽量不中断。

3. 人工呼吸 保持呼吸道通畅是进行人工呼吸的先决条件。首先应保持呼吸道通畅。昏迷患者很容易因各种原因而发生呼吸道梗阻，其中最常见的原因是舌后坠和呼吸道内的分泌物、呕吐物或其他异物引起呼吸道梗阻。因此，在施行人工呼吸前必须清除呼吸道内的异物或分泌物，利用托下颌和（或）将头部后仰的方法可消除舌后坠引起的呼吸道梗阻，用手指将口腔里的异物清理干净。

人工呼吸方法可分为两类：一类是徒手人工呼吸法，其中以口对口（鼻）人工呼吸最适于现场复苏。另一类是利用器械或特制的呼吸器以求得最佳的人工呼吸，主要用于后期复苏和复苏后处理，应由专业人员使用。

口对口人工呼吸：根据打开气道的方法，可分为仰头抬颏法、托颈法和拉颌法几种。一般以仰头抬颏法最为常用，但是如果患者颈椎损伤，则只能使用拉颌法。仰头抬颏法：首先保持呼吸道通畅，患者仰卧，头部后仰，并用一手将其下颌向上、后方钩起，以保持呼吸道顺畅；另一手按压于患者的前额保持患者头部后仰，同时以拇指和食指将患者的鼻孔捏闭。术者吸气后向患者口内用力吹入。施行过程中应观察胸壁是否起伏，吹气时的阻力是否过大，否则应重新调整呼吸道的位置或清除呼吸道内的异物或分泌物。进行 CPR 时，通气频率为 8～10 次/分，每次吹气量为 600～800ml。避免过度通气。如抢救者对口对口人工呼吸有所顾虑，为了抢救患者生命可仅对患者进行胸外心脏按压，绝不可放弃抢救。

4. 电除颤 心室纤颤或心室停顿发生时，复苏的第一步都是人工呼吸和心脏按压。但在心脏停搏中以心室纤颤的发生率最高，在医院外发生心脏停搏者，85% 以上的患者开始都有室性心动过速，很快转为室颤，而电击除颤是目前治疗室颤的唯一有效方法。对于室颤者，如果除颤延迟，除颤的成功率会明显降低，室颤发生后 4 分钟内给予电除颤可使其预后明显改善。因此，凡具备除颤条件者，应尽快施行电除颤。

电除颤是以一定量的电流冲击心脏使室颤终止的方法。将电极板置于胸壁进行电击为胸外除颤。直流电除颤时，先将所需的电能储存于除颤器的电容器内，称为充电。然后将此电能通过导线和电极板导向患者放电，即电击。胸外除颤时，将一电极板放在靠近胸骨右缘的第 2 肋间，另一电极板置于左胸壁心尖部。电极下应垫以盐水纱布或涂抹导电糊并紧压于胸壁，以免局部烧伤和降低除颤效果。

除颤仪有单相和双相波两种，单相波除颤仪首次电击能量推荐为360J，重复除颤仍为360J，双相波电除颤使用150～200J即可有效终止院前发生的室颤。操作时首先进行充电，并检查电极板放置无误，令所有人员与患者脱离接触，然后按放电钮即完成一次电除颤。一次除颤未成功者，应立即行胸外心脏按压和人工呼吸。除颤器重新充电，准备重复除颤。

在现场急救中大多使用自动体外除颤器（automated external defibrillators，AEDs），具有自动分析、诊断的能力。打开AED后，根据语音提示进行操作，包括器械检查、电极放置、放电、充电等。以下是AED的具体使用方法。

（1）除颤时机的把握

1）成人及≥8岁儿童　5分钟以内的猝死，先除颤；5分钟以上的猝死，先CPR 5个循环（2分钟），再除颤。

2）1～8岁儿童　先CPR 5个循环（2分钟），再除颤。

3）婴儿（＜1岁）　不适用AED。

（2）自动体外除颤仪操作步骤　目前使用的AED均有语音提示，使用方便。使用方法概括起来就是"听它说、跟它做"。第一步是"开"：打开AED，就会出现语音提示，有些型号可能要打开电源的开关键。第二步是"贴"，即按照语音提示打开左右电极片，按照电极片上的图示将左侧电极片贴在左侧乳头下外侧，右侧电极片贴在胸骨右缘2、3肋间。第三步是"插"，将电极片的电源线插入电源孔，目前大部分型号的电源线和电源是直接相连的，无须进行这个步骤的操作。做好前三步后AED开始自动分析心律。第四步是"除颤"，在AED分析到需要除颤的心律后会自动除颤，部分型号需按照语音提示，按放电键进行除颤。除颤前后，不要中断CPR，直至复苏成功。

（三）注意事项

1.成功的CPR是一套系统性措施，需要多方多人合作完成。各个环节紧密衔接，任何一个环节的缺陷或延误，都可能导致患者丧失生存的机会。

2.使用AED需要注意的事项：使用前需要对AED进行自检；要保证患者附近干燥，没有水渍，如果患者胸部有水，用干抹布擦去表面的水渍；如果胸毛过多，可以用剃刀剔除胸毛后再将电极片贴敷在患者的胸口；切勿让电子片和其他与患者接触的电子片或者是金属元件触碰；在分析患者心律和充电时，其他人不要触碰患者。

五、执业（助理）医师考试重点考点

1.操作过程要紧张有序，特别是体现出紧张感。

2.流程细节较多，不能遗漏。

3.正确的按压和吹气技术动作。

4.按压和吹气的效果体现。

5.整个操作过程注意职业素质，体现人文关怀。

六、测试练习与解析

1.徒手心肺复苏时，单人和双人心脏按压与人工呼吸比例为（　　）

A. 30∶2　　　　　　B. 15∶2　　　　　　C. 30∶1

D. 15∶1　　　　　　E. 10∶1

答案解析

2.进行CPR时，通气频率为8～10次/分，每次吹气量为（　　）

A. 600～1000ml　　　B. 800～1000ml　　　C. 600～800ml

D. 500～600ml　　　　　E. 600～700ml

3.简易电除颤仪左右电极片粘贴位置分别是（　　）

　　A.左侧贴在左侧乳头下外侧，右侧贴在胸骨右缘2、3肋间

　　B.左侧贴在右侧乳头下外侧，左侧贴在胸骨左缘2、3肋间

　　C.左侧贴在左侧乳头下外侧，右侧贴在胸骨左缘2、3肋间

　　D.左侧贴在心尖部，右侧贴在心底部

实训五　开放性伤口的止血包扎

一、学习目标

▶▶ 知识目标

能够描述开放性伤口常用的止血法及包扎法。说出止血包扎的目的以及三角巾的其他包扎方法。

▶▶ 技能目标

能够熟练掌握常见的止血和包扎方法。

▶▶ 素质目标

具有爱伤观念和处置医疗突发事件的心理素质。

二、重点与难点

（一）重点

1.常见止血方法的操作。

2.常见包扎方法的操作。

（二）难点

1.止血带的使用。

2.三角巾包扎方法。

三、实训内容

（一）操作前准备

1.物品准备　消毒纱布、棉垫、绷带、胶布、夹板、止血带；模拟训练器。

2.实训场地　外科实训室。

（二）操作步骤

1.止血方法

（1）加压包扎法　为最常用急救止血方法。用敷料盖住伤口，再用绷带加压包扎。

（2）堵塞止血法　用消毒纱布、棉垫等敷料堵塞在伤口内，再用绷带、三角巾或四头带加压包扎，松紧度以达到止血为宜。常用于颈部、臀部等较深伤口。

（3）指压止血法　用手指压迫出血的血管上端，即近心端，使血管闭合阻断血流达到止血目的。适用于头、面、颈部及四肢的动脉出血急救。

（4）屈曲加垫止血法　当前臂或小腿出血时，可在肘窝或腋窝内放置棉纱垫、毛巾或衣服等物品。屈曲关节，用三角巾或布带作"8"字形固定。注意有骨折或关节脱位者不能使用，同时因此方法令伤员痛苦较大，不宜首选。

（5）血带止血法　适用于四肢大血管破裂或经其他急救止血无效者。包括：①橡皮止血带止血法。常用气囊止血带或长1m左右的橡皮管，先在止血带部位垫一层布或单衣，再以左手拇指、食指、中指持止血带头端，另一手拉紧止血带绕肢体缠2圈，并将橡皮管末端压在紧缠的橡皮管下固定。②绞紧止血法。急救时可用布带、绳索、三角巾或者毛巾替代橡皮管，先垫衬垫。再将带子在垫上绕肢体一圈打结，在结下穿一短棒，旋转此短棒使带子绞紧，至不流血为止，最后将短棒固定在肢体上。

2. 常用包扎方法

（1）绷带包扎法　主要用于四肢及手、足部伤口的包扎及敷料、夹板的固定等。包括：①环形包扎法，主要用于腕部和颈部；②"8"字形包扎法，用于关节附近的包扎；③螺旋形包扎法，主要用于上肢和大腿；④"人"字形包扎法，多用于前臂和小腿等。

（2）三角巾包扎法　依据伤口不同部位，采用不同的三角巾包扎方法。

1）头顶部伤口　采用帽式包扎法，将三角巾底边折叠约3cm宽，底边正中放在眉间上部，顶尖拉向枕部，底边经耳上向后在枕部交叉并压住顶角，再经耳上绕到额部拉紧打结，顶角反折至底边内或用别针固定。

2）肩部伤口）可用肩部三角巾包扎法、燕尾式包扎法或衣袖肩部包扎法包扎。燕尾式包扎法是将三角巾折成燕尾式放在伤侧，向后的角稍大于向前的角，两底角在伤侧腋下打结，两燕尾角于颈部交叉，至健侧腋下打结。

3）前臂悬吊带　①前臂大悬吊带适用于前臂外伤或骨折。方法：将三角巾平展于胸前，顶角与伤肢肘关节平行，屈曲伤肢，提起三角巾下端，两端在颈后打结，顶尖向胸前外折，用别针固定。②前臂小悬吊带适用于锁骨、肱骨骨折、肩关节损伤和上臂伤。方法：将三角巾叠成带状，中央放在伤侧前臂的下1/3，两端在颈后打结，将前臂悬吊于胸前。

4）腹部伤口　包括腹部兜式包扎法、腹部燕尾式包扎法。

5）四肢肢体包扎法　将三角巾折叠成适当宽度的带状，在伤口部环绕肢体包扎。

（三）注意事项

1.迅速暴露伤口并检查，采取急救措施。

2.有条件者应对伤口妥善处理，如清除伤口周围油污、局部消毒等。

3.使用止血带必须包在伤口的近心端；局部给予包布或单衣保护皮肤；在使用止血带前应抬高患肢2~3分钟，以增加静脉血向心回流；必须注明每一次上止血带的时间，并每隔60分钟放松止血带一次，每次放松止血带的时间为2~3分钟，松开止血带之前应用手压迫动脉干近端；绑止血带松紧要适宜，以出血停止、远端摸不到脉搏搏动为宜。

4.包扎材料尤其是直接覆盖伤口的纱布应严格无菌，没有无菌敷料则尽量应用相对清洁的材料，如干净的毛巾、布类等。

5.包扎不能过紧或过松，打结或固定的部位应在肢体的外侧面或前面。

五、执业（助理）医师考试重点考点

1.加压包扎法。

2.止血带使用及注意事项。

3.包扎的松紧度。

4.特殊部位的包扎（头部包扎）。

5.整个操作过程注意职业素质，体现人文关怀。

六、测试练习与解析

1.指压止血法不适用于以下哪个部位的动脉出血急救（　　）

　　A.头部　　　　　　　　B.面部　　　　　　　　C.颈部

　　D.四肢　　　　　　　　E.躯干

2.使用止血带止血时每隔（　　）分钟放松止血带一次

　　A. 60　　　　　　　　B. 80　　　　　　　　C. 40

　　D. 50　　　　　　　　E. 30

3.每次放松止血带的时间为（　　）分钟

　　A. 1~2　　　　　　　B. 2~3　　　　　　　C. 4~5

　　D. 5~6　　　　　　　E. 6~10

答案解析

实训六　清创术

一、学习目标

▶▶ 知识目标

能够描述清创的适应证、禁忌证、基本步骤及注意事项；说出清创的目的及清创术前评估的内容；知道特殊创面的清创注意事项。

▶▶ 技能目标

能够对污染伤口进行正确的清创操作。

▶▶ 素质目标

具有爱伤观念和良好的沟通能力。

二、重点与难点

（一）重点

1.清创的操作。

2.无菌操作规范。

（二）难点

清创过程中的无菌操作。

三、适应证与禁忌证

（一）适应证

1.各类污染伤口。

2.最佳时间为伤后6~8小时，超过24小时一般不宜进行清创术，但对于头面部伤口，伤后12小时或更长时间也可以进行清创术。

（二）禁忌证

1.超过24小时伤口一般不宜进行清创术（头面颈部视情况而定）。

2.明确感染的伤口。

四、实训内容

（一）操作前准备

1.用物准备　消毒钳、清创包、3%过氧化氢溶液、碘伏、生理盐水、消毒纱布、无菌毛刷、绷带、胶布、局麻药、注射器、创伤模拟训练器。

2.实训场地　外科实训室。

（二）操作步骤

1.清创术前评估　对患者进行全面检查，如伴有严重致命损伤，应延缓清创术，首先处理严重致命损伤；检查评估伤口的致伤原因、伤口部位、污染程度、有无异物、有无骨折、有无神经及血管损伤等情况；最佳时间为伤后6~8小时，超过24小时一般不宜进行清创术，但对于头面部伤口，伤后12小时或更长时间也可以进行清创术。根据全身情况及伤口情况选择相应的麻醉方式。

2.操作步骤

（1）戴无菌手套，伤口填盖无菌纱布，用无菌毛刷蘸肥皂水刷洗伤口周围，刷洗后用大量无菌生理盐水冲洗，冲洗后更换手套及毛刷，更换填盖伤口的无菌纱布，如此进行清洗三次。

（2）取下覆盖伤口的无菌纱布，用3%过氧化氢溶液冲洗伤口，再用无菌生理盐水将伤口冲洗干净，去除异物，伤口覆盖无菌纱布，擦干皮肤。

（3）术者刷手，用0.5%吡咯烷酮碘在伤口周围进行消毒，消毒后铺无菌巾、穿手术衣、戴无菌手套，准备手术。

（4）处理皮肤创口切除坏死的皮肤，使皮缘修复整齐之后，由浅至深清除失活组织及异物，清除血肿，仔细止血；对于重要组织，如血管、神经、肌腱及骨应注意保护，避免过度清创。

（5）再次清洗彻底清创后，用无菌生理盐水将伤口冲洗两次之后，用3%过氧化氢溶液冲洗伤口，最后，用无菌生理盐水冲洗伤口一次。

（6）主要修复重要组织，如血管、神经、肌腱及骨，然后由深至浅逐层缝合，伤口闭合前在伤口内放置引流。

（三）注意事项

1.严格遵守无菌原则；逐层认真探查，识别组织活力，精细操作，清创彻底；注重功能恢复，尤其伴有骨折、肌腱损伤或神经血管损伤者。

2.伤口是否一期缝合，取决于受伤时间、受伤部位及伤口污染情况等。以下情况可一期缝合：①伤后6~8小时以内；②伤口污染较轻，且不超过8~12小时；③头面部的伤口，一般在伤后24小时以内。若不能满足以上条件，则只清创不缝合，放置引流。

五、执业（助理）医师考试重点考点

1.两次处理伤口的具体操作步骤。

2.操作过程中的无菌原则。

3.清创的适应证与禁忌证。

4.不同伤口的处理（是否清创、是否一期缝合、是否放置引流）。

5.整个操作过程注意职业素质，体现人文关怀。

六、测试练习与解析

答案解析

1.以下不适宜清创的伤口是（　　）

    A.头部外伤10小时　　　　　B.面部外伤12小时　　　C.前臂外伤6小时

    D.小腿脓肿　　　　　　　　E.手部外伤4小时

2.以下伤口不适宜一期缝合的情形是（　　）

    A.伤后6~8小时以内

    B.污染较轻，且不超过8~12小时

    C.面部伤口，伤后24小时以内

    D.前臂伤口伤后16小时

    E.头部伤口伤后12小时

3.以下组织在清创中不属于重要组织的是（　　）

    A.血管　　　　　　　　　　B.神经　　　　　　　C.肌腱

    D.骨　　　　　　　　　　　E.脂肪

实训七　换药术

一、学习目标

▶▶ 知识目标

能够说出换药术的适应证、禁忌证、操作方法及步骤、注意事项。

▶▶ 能力目标

能够正确进行换药术。

▶▶ 素质目标

培养一丝不苟、实事求是的科学精神。

二、重点与难点

（一）重点

换药术的操作方法及步骤。

（二）难点

换药术的适应证、禁忌证、注意事项。

三、适应证与禁忌证

（一）适应证

1.无菌手术及污染性手术术后3～4天检查伤口局部愈合情况，观察伤口有无感染。

2.估计手术后有伤口出血、渗血可能者，或外层敷料已被血液或渗液浸透者。

3.位于肢体的伤口包扎后出现患肢水肿、胀痛、皮肤颜色青紫、局部有受压情况者。

4.伤口内放置引流物需要松动、部分拔出或全部拔除者。

5.伤口已化脓感染，需要定时清除坏死组织、脓液和异物者。

6.伤口局部敷料松脱、移位、错位，或包扎、固定失去应有的作用者。

7.外科缝合伤口已愈合，需要拆除切口缝线者。

8.需要定时局部外用药物治疗者。

9.手术前创面准备，需要对其局部进行清洁、湿敷者。

10.各种瘘管漏出物过多者。

11.大、小便污染或鼻、眼、口分泌物污染、浸湿附近伤口敷料者。

（二）禁忌证

无绝对禁忌证。

四、实训内容

（一）操作前准备

根据伤口的情况选择合适的换药物品；告知患者伤口换药的目的及注意事项，取得患者配合；操作者穿工作服，戴帽子及口罩，洗净双手。

（二）操作步骤

1.按无菌原则对伤口进行处理。取下伤口敷料，检查伤口；如有内层敷料，要用无菌的镊子取下内层敷料。

2.打开换药包（目前通常采用一次性使用换药包，换药包内一般有1副手套、2个换药碗、2把镊子、若干纱布及碘伏棉球）。戴手套，分开两个换药碗，取出碘伏棉球放入一个换药碗中，双手各持一把镊子（两把镊子分开使用，一把镊子接触换药包内的无菌物品，并负责将换药包内的无菌物品传递给另一把镊子，不能接触伤口；另一把镊子负责处理伤口，不能接触换药包内的无菌物品）。

3.检查伤口后，用镊子夹取碘伏棉球在伤口上进行消毒，由里向外擦拭3～5cm（感染伤口，由外向内擦拭），并擦拭两遍，用过的碘伏棉球放入另一个换药碗中。最后，用镊子夹取纱布（4～8层）覆盖在伤口上，胶布固定。

4.换药结束后，妥善处理更换下来的敷料及换药物品。

（三）注意事项

1.**检查换药包**　包括完整性，有无损坏、漏气，保质期。

2.**去除敷料**　先用手取下伤口外层敷料，将污染敷料内面向上放在另一个空换药碗（专门放污染物）中，再用一把镊子轻轻取下伤口的内层敷料，揭除敷料的方向与伤口纵轴方向平行，以减少疼痛。如分泌物将敷料干结粘住皮肤，可用生理盐水棉球将敷料浸润后再轻轻揭下，以免对肉芽组织和新生上皮产生损伤。

3. 检查伤口 注意伤口有无红、肿、热、痛，有无波动感。

4. 覆盖伤口，固定敷料 用镊子夹取纱布覆盖在伤口上，用胶布固定时，胶布粘贴方向应与肢体或躯干长轴垂直。若创面面积较大、渗液较多，可加用棉垫。关节部位用胶布固定不牢时，可用绷带包扎固定。

5. 换药后整理 换药结束后，要整理床铺，各用物归放原处，妥善回收和分类处理更换下来的敷料及换药物品。

6. 不同伤口处理 伤口一般可分缝合伤口和开放伤口两类。缝合伤口有时放置引流，多数不放引流；开放伤口分为浅平肉芽伤口和深在的脓腔伤口。

（1）缝合伤口 无引流的缝合伤口，一般在缝合后第3天检查有无创面感染。如无感染现象，切口及周围皮肤消毒后用无菌纱布盖好，下一次可到拆线时更换敷料；对缝线有脓液或缝线周围红肿者，应挑破脓头或拆除缝线，按感染伤口处理，定时换药；对于手术中渗血较多或有污染的伤口，伤口内常放置橡皮片或橡皮管引流，如渗血、渗液湿透外层纱布，应随时更换敷料，引流物一般在手术后24～48小时取出，局部以75%乙醇或碘伏消毒后，更换无菌敷料；如果自觉伤口疼痛或3～4天后仍有发热，应及时检查伤口是否有感染可能。一般手术后2～3天，组织对缝线有反应，针孔可稍有红肿，可用75%乙醇湿敷或红外线照射，使炎症吸收；如见针孔有小水疱，应提前拆去此针缝线；如局部红肿范围大，并触到硬结，甚至波动，应提前拆除缝线，伤口敞开引流，按脓腔伤口护理。

（2）脓液或分泌物较多的创面 这类伤口宜用消毒液湿敷，以减少脓液或分泌物。湿敷药物视创面情况而定，可用1∶5000呋喃西林或漂白粉硼酸溶液等。每天换药2～4次，同时可根据创面培养的不同菌种，选用敏感的抗生素。

（3）脓腔处理 特点是伤口较深、不断有脓液流出，换药时必须注意保持引流通畅，注意勿将棉球或其他引流物遗留在脓腔中，以免造成伤口不愈合。较深的脓腔可用盐水或有杀菌去腐作用的溶液进行冲洗、灌洗，脓液吸净后，可用探针帮助置入引流物，应放到接近脓腔底，但不可阻塞太紧。换药室常用引流物有橡皮片（浅部小脓腔用）、纱布条、凡士林纱布条、橡皮管（深部脓腔用）。

（4）浅平肉芽创面 特点为伤口浅、有肉芽组织和新生上皮生长，换药时应每日观察肉芽生长情况和创缘新生上皮生长趋势。健康肉芽特点是鲜红色、平坦，很少有分泌物，触之易出血。对肉芽组织和新生上皮应加强保护，根据创面的变化采取不同措施。如发现肉芽色泽淡红或灰暗，表面呈粗大颗粒状，水肿发亮、高于创缘，可将其剪除，再用盐水棉球拭干，压迫止血。也可用10%～20%硝酸银液烧灼，再用等渗盐水擦拭。若肉芽轻度水肿，可用3%～10%高渗盐水湿敷。

7. 严格执行无菌操作技术 凡接触伤口的物品，均须无菌，防止污染及交叉感染，各种无菌敷料从容器中取出后，不得再放回，污染的敷料须放入换药碗或污物桶内，不得随便乱丢。

8. 换药顺序 先无菌伤口，后感染伤口。对特异性感染伤口如破伤风、气性坏疽等，应安排在最后换药或指定专人负责；特殊感染伤口（如气性坏疽、破伤风、铜绿假单胞菌等感染伤口）换药时必须严格执行隔离技术，除必要物品外，不带其他物品，用过的器械要专门处理，敷料要焚毁或深埋。

五、执业（助理）医师考试重点考点

1. 用手移去外层敷料，用镊子揭去内层敷料。

2. 两把镊子不能混用，操作过程中镊子头部应始终低于手持部，以免污染。

3. 换药操作前，首先应明确是清洁伤口、普通感染伤口还是特异性感染伤口，因为不同类型伤口的处理方式是不一样的。考生尤其应注意特殊伤口的处理。

4. 职业素质

（1）操作前能以和蔼的态度告知患者换药的目的，取得患者的配合。操作中无菌观念强，动作规范，体现爱护患者的意识。操作结束后告知患者相关注意事项。

（2）着装整洁，仪表端庄，举止大方，语言文明，认真细致，表现出良好的职业素质。

六、测试练习与解析

1.正常无菌手术术后第一次换药时间是（　　）

    A.当天　　　　　　　　　　B.第2天　　　　　　　　　　C.第3～5天

    D.第7天　　　　　　　　　　E.12小时内

答案解析

2.揭开内层敷料的方法正确的是（　　）

    A.向上揭开　　　　　　　　　　B.与伤口纵轴方向平行揭开

    C.与伤口纵轴方向垂直揭开　　　D.向下揭开

    E.任意方向都可

3.对感染伤口周边皮肤消毒时应（　　）

    A.从内向外　　　　　　　　　　B.从外向内　　　　　　　　　　C.逆时针

    D.任意方向　　　　　　　　　　E.没要求

实训八　浅表脓肿切开引流术

一、学习目标

▶▶ **知识目标**

能够描述局部麻醉的操作方法；能说出浅表脓肿切开引流的操作技术要点、浅表脓肿切开引流的适应证和并发症的处理原则。

▶▶ **能力目标**

具备诊断和处理浅表脓肿能力。

▶▶ **素质目标**

培养关爱患者的人文精神和一丝不苟的科学态度。

二、重点与难点

（一）重点

1.外科无菌操作规范。

2.浅表脓肿切开的基本步骤。

（二）难点

1.手术规范动作和无菌观念。

2.分层切开的操作。

三、适应证与禁忌证

（一）适应证

1.浅表局部有红、肿、热、痛等急性炎症表现，波动感试验阳性者。

2.深部胀肿在压痛明显处经穿刺抽出脓液者。

3.口底蜂窝织炎、手部感染及其他特殊部位的感染局部张力大或疼痛剧烈者，脓液虽未聚集成明显脓肿，及早切开排出炎性渗出物，降低压力，减轻疼痛。

（二）禁忌证

1.炎症早期脓液未形成者。

2.结核性脓肿无混合感染者。

3.昏迷或无自制能力者。

四、实训内容

（一）操作前准备

1.物品准备　脓肿切开包；穿刺针、脓液培养管；利多卡因，生理盐水；脓肿切开训练器。

2.实训场地　外科实训室。

（二）操作步骤

1.局部麻醉　皮肤消毒（因是感染伤口，应由外侧向内侧消毒）。按照1%的浓度配制利多卡因，注射器抽取麻药，在手术切口线一端进针，紧贴皮肤刺入皮内（注意不要刺入脓肿腔内），注入少量麻药后皮肤形成皮丘，拔针，在皮丘边缘再进针注药形成第二个皮丘。按此方法在切口皮肤上形成皮丘带。切开皮肤后，可根据需要在皮下或更深的组织增加麻药。

2.切口选择及注意事项

（1）切口选择在脓肿最低位，一般应与皮纹一致。切口长度应至少等于脓肿直径。必要时，可作"+"或"++"切开。

（2）深部脓肿切开引流时要逐层切开组织，避免损伤重要血管神经。

（3）脓腔内有纤维间隔，可用手指离断，使之成为一个完整脓腔。若引流仍欠通畅，可在适当位置再作切开，以便于引流。

3.脓肿切开

（1）用尖刀刺入脓腔中央，向两端延长切口，直到脓肿边沿。对于较大脓腔，可以适当缩小切口，但应保证脓腔能够彻底探查。

（2）切开脓肿后，以手指伸入其中，若有间隔组织，可轻柔将其分开，使之成为单一脓腔。

（3）填入湿盐水纱布或碘仿纱布、凡士林纱布（注意不要填塞过紧），表面以干纱布或棉垫包扎固定。

（三）注意事项

1.结核性脓肿无混合感染时，一般不做切开引流，否则切口愈合困难。

2.切口应避免跨越关节，以免影响关节功能。

3.对乳腺、肛周等部位脓肿，宜做放射状切口。

4.手术过程中避免挤压脓肿，以免感染扩散。

五、执业（助理）医师考试重点考点

1.正确安装尖头刀片。

2.用注射器穿刺脓肿中央，确定脓腔。

3.留取脓液做细菌学检查。

4.3%过氧化氢溶液冲洗脓腔，再用无菌生理盐水冲洗。

5.脓腔内填塞凡士林纱布，松紧度以不出血为宜。

6.操作结束后告知患者相关注意事项。

7.职业素质

（1）操作前能以和蔼的态度告知患者脓肿切开引流的目的，取得患者的配合。操作中无菌观念强，动作规范，体现爱护患者的意识。操作结束后告知患者相关注意事项。

（2）着装整洁，仪表端庄，举止大方，语言文明，认真细致，表现出良好的职业素质。

六、测试练习与解析

答案解析

1.浅表脓肿切开引流术实施的麻醉是（　　）

  A.局部浸润麻醉　　　　　　B.指神经阻滞麻醉　　　　　C.颈神经丛阻滞麻醉

  D.区域阻滞麻醉　　　　　　E.表面浸润麻醉

2.浅表脓肿可用哪种方式引流（　　）

  A.凡士林纱布条引流　　　　B.橡皮引流管引流　　　　　C.橡皮片引流

  D.三者均可　　　　　　　　E.三者均不可

3.深部脓肿可用哪种方式引流（　　）

  A.凡士林纱布条引流　　　　B.橡皮引流管引流　　　　　C.橡皮片引流

  D.三者均可　　　　　　　　E.三者均不可

实训九　肠切除与肠吻合术

一、学习目标

▶▶ **知识目标**

能够描述外科基本操作；肠吻合的方法和操作步骤。能说出肠切除肠吻合的注意事项和并发症的处理；肠吻合的方式和肠壁的解剖层次。

▶▶ **能力目标**

能够进行基本的肠吻合操作。

▶▶ **素质目标**

培养关爱患者的人文精神和一丝不苟的科学态度。

二、重点与难点

（一）重点

1.外科无菌操作规范。

2.肠吻合的基本步骤。

（二）难点

1.手术规范动作和无菌观念。

2.肠吻合的操作。

三、适应证与禁忌证

（一）适应证

1.各种原因引起的小肠肠管坏死，如绞窄性疝、肠扭转、肠套叠、肠系膜外伤等。

2.小肠严重广泛的损伤，修补困难者。

3.肠道炎性溃疡产生穿孔，局部组织炎性水肿而脆弱，不能修补或修补不可靠者。

4.肠管先天性畸形（如狭窄、闭锁）；或因肠结核、节段性小肠炎所致局部肠管狭窄者；或一段肠襻内有多发性憩室存在者。

5.小肠肿瘤。

6.部分小肠广泛粘连成团，导致梗阻，不能分离，或虽经分离，但肠壁浆肌层损伤较重，肠壁菲薄，活力不可靠者。

7.复杂性肠瘘。

（二）禁忌证

1. 凝血功能障碍 如果患者存在严重的凝血功能障碍，则不建议进行肠切除吻合术。因为此类患者的伤口愈合能力较差，术后容易出现出血的情况，不利于病情恢复。

2. 严重感染性疾病 由于此类疾病的病原体可随血液循环播散至全身各处，若在手术过程中操作不当，则可能会导致细菌性腹膜炎等情况发生。因此，对于患有严重感染性疾病的人群也不宜行肠切除吻合术。

四、实训内容

（一）操作前准备

1. 物品准备 肠吻合模型；手术刀、血管钳、无齿镊、组织剪、线剪、持针器、缝针、缝线。

2. 实训场地 外科实训室。

（二）操作步骤

1. 熟悉肠壁的组成 黏膜层、黏膜下层、平滑肌层、浆膜层。

2. 断端靠拢 用两把肠钳同向夹持一段长约20cm的离体肠管，两把肠钳间的距离为5～6cm，于肠钳之间的肠管中点用直组织剪剪断肠管，提起肠钳使两段肠管原位靠拢对齐，勿使肠管扭转。

3. 缝合牵引线 分别在两段肠管的系膜缘和对系膜缘，距断端约0.5cm处，用1号丝线穿过两肠壁的浆肌层对合缝合一针支持线，打结留作牵引线。

4. 缝合后壁全层 由肠腔后壁的一侧开始，用缝合针从一侧肠壁的黏膜层穿入，浆肌层穿出，再从对侧肠壁的浆肌层穿入，黏膜层穿出，结扎缝合线，线结打在肠腔内面，以缝针的边距0.2～0.3cm、针距0.3cm为宜。

5. 缝合前壁全层 缝针由一侧肠壁的黏膜层穿入，浆膜穿出，再从对侧肠壁的浆膜层穿入，黏膜层穿出，缝合线打结于肠腔内。浆膜进出针点距离肠管切缘约0.3cm，黏膜面的进出针点应稍靠近切缘，使浆膜多缝，黏膜少缝，以便黏膜面对拢而浆膜面内翻，有利于吻合口的愈合。针距以0.3cm为宜，结扎第二针缝线之前剪去上一针缝线。

6. 前、后壁浆肌层间断内翻缝合　完成前后壁全层缝合以后松开肠钳，做前壁浆肌层缝合，较常采用的是间断垂直褥式内翻缝合法。缝针距第一层缝线外缘 0.5cm 处刺入，经黏膜下层潜行，距第一层缝线外缘约 0.2cm 处穿出，然后至对侧距第一层缝线外缘约 0.2cm 处刺入，经黏膜下层潜行，距第一层缝线外缘 0.5cm 处穿出，结扎缝线，肠壁浆肌层自然对合内翻。继续缝合下一针，针距 0.3 ~ 0.4cm。前壁缝合完毕后，将肠管翻面使后壁朝上，以同样方法缝合后壁。

7. 检查吻合口　用手轻轻挤压两端肠管，观察吻合口有无渗漏，如有渗漏可加缝补针。用拇指和食指轻轻对指挤捏吻合口，检查吻合口是否畅通及其直径大小，以能够通过拇指末节为宜。

（三）注意事项

1.修整肠管断端，使断端边缘整齐、口径一致。

2.对合一致、不扭曲。

3.浆肌层缝合必须包含黏膜下层，进针不能过深以免缝合针穿透肠壁。

4.针距、边距严格把握，以边距0.2 ~ 0.3cm、针距0.3cm为宜。

5.要求做到吻合处肠壁内翻和浆膜对合。

6.打结松紧适当，结打在肠腔内。

7.常规检查吻合口的通畅情况。

五、测试练习与解析

1.小肠肠管切除术，肠管吻合最常用的方法是（　　）

　　A.端端吻合　　　　　　　　B.侧侧吻合　　　　　　　C.端侧吻合

　　D.交叉吻合　　　　　　　　E.平行吻合

答案解析

2.肠管吻合术的针距、边距应严格把握，边距0.2 ~ 0.3cm，针距以（　　）为宜

　　A.1cm　　　　　　　　　　B.1.5cm　　　　　　　　　C.0.3cm

　　D.0.5cm　　　　　　　　　E.2cm

3.肠管前、后壁浆肌层用（　　）缝合

　　A.内翻缝合法　　　　　　　B.间断缝合法　　　　　　C.外翻缝合法

　　D.8字缝合法　　　　　　　E.荷包缝合法

实训十　骨折急救与外固定技术

一、学习目标

▶▶ **知识目标**

能够阐述骨折患者急救外固定操作方法；能说出骨折急救外固定的临床意义。列举特殊的骨折外固定方法。

▶▶ **能力目标**

能够进行常见骨折外固定操作。

▶▶ 素质目标

培养关爱患者的人文精神和临床思维能力。

二、重点与难点

（一）重点

1.骨折现场急救的绷带固定和夹板固定方法。

2.骨折急救外固定的基本步骤。

（二）难点

止血带使用部位和注意事项。

三、适应证与禁忌证

（一）适应证

凡发生骨折或怀疑有骨折的伤员，均必须在现场立即采取骨折临时固定措施。

（二）禁忌证

当患者出现呼吸困难、呼吸停止或心搏骤停等状况时需首先予以抢救，此时不宜先进行外固定。

四、实训内容

（一）操作前准备

1.物品准备　小夹板、纱布绷带卷、三角巾、无菌纱布；模拟训练器。

2.实训场地　外科实训室。

（二）操作步骤

1.伤情评估

（1）询问外伤史。

（2）专科体格检查　肢体的异常活动、畸形、骨擦感。

（3）全身情况　生命体征，特别注意是否有大出血、休克等危及生命的情况。

2.操作前准备

（1）器材准备。

（2）医患沟通，告知患者操作过程可能出现的情况，取得配合。

（3）去除受伤部位的衣物，初步清理伤口周围的污垢、异物。

（4）伤口覆盖无菌纱布或棉垫，包扎伤口。

（5）患者体位在方便治疗的前提下尽量舒适。

3.操作过程

（1）上臂骨折固定

1）夹板固定　选择合适的夹板放在骨折上臂的外侧，用纱布绷带固定。

2）三角巾固定　适用于没有夹板时。可用三角巾先将患肢固定于胸廓、悬吊于胸前。将三角巾折叠成燕尾式，其正中放于前臂中下1/3处，两端在颈后打结。另一三角巾围绕患肢在健侧腋下打结。

（2）前臂骨折固定

1）夹板固定　先用棉垫垫于夹板与肢体之间，将合适的夹板置于前臂四侧，固定肘关节及腕关节。夹板长度应超过肘关节和手腕，上端固定至上臂，下端固定至手掌；以纱布绷带捆扎固定夹板。绑扎时先绑扎远端骨折，再绑扎近端，以减少肢体充血水肿。捆扎松紧度以绷带可上下移动1cm为宜。

2）三角巾悬吊　用三角巾将前臂屈曲保持功能位悬吊于胸前，另一三角巾将患肢固定于胸廓，在腋下后方打结。

（3）股骨骨折固定

1）下肢固定法　用绷带或三角巾将双下肢绑在一起，在膝关节、踝关节及两腿间垫棉垫。

2）躯干固定法　用长夹板由脚跟至腋下置于患腿外侧、短夹板由脚跟至大腿根部置于患腿内侧，在踝关节、膝关节及髋关节处垫棉垫，用绷带或三角巾固定夹板。

（4）小腿骨折固定

1）夹板固定　先用棉垫铺垫在夹板和小腿之间，将两块夹板分别置于小腿内外侧，夹板长度需超过膝关节和踝关节，上端固定至大腿，下端固定至踝关节及足底；用绷带捆扎夹板。固定时先固定近端骨折，再固定远端。捆扎松紧度以绷带可上下移动1cm为宜。

2）三角巾固定　以三角巾代替绷带固定，或用三角巾将患肢固定于健肢。

（5）脊柱骨折固定　将患者仰卧置于担架或木板上，用绷带将颈、胸、腹、髂关节及脚踝固定于担架或木板。

（三）注意事项

1.开放性骨折应先止血、消毒、包扎，然后固定。

2.夹板等固定材料禁止与皮肤直接接触，固定前应先以棉垫、布料或毛巾等软物铺垫在夹板上。

3.固定夹板由近至远，以防止骨折加重；绷带缠绕绑扎时由远至近，以减少充血水肿。

4.夹板应放置于骨折部位上下方或两侧，超过上下各一个关节。

5.大小腿骨折及脊柱骨折，不宜随意搬动，应临时就地固定。

6.固定应松紧适宜。

五、执业（助理）医师考试重点考点

1.在急救处理前，要检测患者的主要生命体征。

2.若有活动性出血，可使用止血带止血。

3.夹板应放在患肢的内、外侧。

4.固定前用毛巾等软物铺垫在夹板与肢体之间。

5.固定时，夹板应超过骨折部位上下两个关节。

6.应先固定远折端，后固定近折端。

7.绷带捆扎，松紧度以绷带可上下移动1cm为宜。

8.职业素质

（1）操作前能以和蔼的态度告知患者骨折外固定的目的，取得患者的配合。操作中无菌观念强，动作规范，体现爱护患者的意识。操作结束后告知患者相关注意事项。

（2）着装整洁，仪表端庄，举止大方，语言文明，认真细致，表现出良好的职业素质。

六、测试练习与解析

1.骨折现场急救的骨折固定，说法正确的是（　　）

A.应超过骨折骨两端关节　　　　　B.绷带应尽量扎紧些

答案解析

C.夹板与肢体间应多垫些纱布 　　　　D.有伤口时，宜先进行固定

E.生命体征不稳定时，宜先进行固定

2.骨折的专有体征是（　　）

A.疼痛、畸形、肿胀

B.疼痛、畸形、反常活动

C.疼痛、畸形、骨擦音或骨擦感

D.畸形、反常活动、骨擦音或骨擦感

E.疼痛、反常活动、肿胀

3.骨折现场急救方法正确的是（　　）

A.骨折都应初步复位后再临时固定

B.对骨端外露者应先复位后固定，以免继续感染

C.只是怀疑骨折可不必固定，注意妥当搬运

D.一般应将骨折肢体在原位固定

E.绷带包扎即可，以免触动伤肢后加重损伤

实训十一　脊柱损伤者的搬运

一、学习目标

▶▶ **知识目标**

能够阐述脊柱损伤者固定和搬运的基本方法及注意事项；能够说出脊柱损伤者转运过程中的注意事项。

▶▶ **能力目标**

能够正确搬运脊柱损伤者。

▶▶ **素质目标**

培养关爱患者的人文精神和临床思维能力；具有团队合作能力。

二、重点与难点

（一）重点

脊柱损伤者固定和搬运的基本方法及注意事项。

（二）难点

脊柱损伤者转运过程中的注意事项。

三、适应证与禁忌证

（一）适应证

1.怀疑有高能量创伤的患者。如高处下坠伤、车祸损伤、自然灾害损伤等，根据患者损伤的机

制，初步判断有可能造成颈椎和腰椎损伤。

2.不明原因的昏迷患者，需要进行转运的。无目击情况下的昏迷患者。

（二）禁忌证

当患者出现呼吸困难、呼吸停止或心搏骤停等状况时需首先予以抢救，此时不宜进行搬运。

四、实训内容

（一）操作前准备

1.物品准备　脊柱固定担架、短脊板、颈托、固定带、头部固定器；创伤模拟人。

2.实训场地　外科实训室。

（二）操作步骤

1.脊柱损伤固定操作

（1）现场评估　观察周围环境安全后，急救员正面走向伤者，表明身份；告知伤者不要做任何动作，初步判断伤情，简要说明急救目的；先稳定自己再固定伤者，避免加重脊柱损伤。

（2）摆放体位　仰卧位，头部、颈部、躯干、骨盆应以中心直线位，脊柱不能屈曲或扭转。

（3）搬运操作　用脊柱板、担架等。先使伤者双下肢伸直，木板放在伤者一侧，三人至伤者同侧跪下插手，同时抬高、换单腿、起立、搬运、换单腿、下跪、换双腿，同时施以平托法将伤者放于硬质担架上，禁用搂抱或一人抬头、一人抬足的搬运方法，在伤处垫一薄枕，使此处脊柱稍向上突起，然后用4条带子把伤者固定在木板或硬质担架上（一般用带子固定胸与肱骨水平、前臂与腰水平、大腿水平、小腿水平，将伤者绑在硬质担架上），使伤者不能左右转动。或两三人采用滚动法，使伤者保持平直状态，成一整体滚动至木板上。如果伴有颈椎损伤，伤者的搬运应注意先用颈托固定颈部，如无颈托，用"头锁或肩锁"手法固定头颈部，其余人协调一致用力将伤者平直地抬到担架上或木板上，然后头部的左右两侧用软枕或衣服等物固定。

（4）监测与转运　检查固定带、观察伤者生命体征、选择合适转运工具，保证伤者安全。有其他严重多发伤者，应先治疗其他损伤，以挽救伤者生命为主。

2.颈椎损伤固定操作（伤者仰卧位）

（1）现场评估、判断　现场环境安全，询问伤者。

（2）调整头颈部位置　医生按脊椎损伤处理，助手准备颈托及脊椎板（告知伤者配合）。助手食指置伤者胸骨正中指示，医生检查头颈部；助手头胸锁固定头颈部，医生检查头枕部（颈椎形状、压痛）、上头锁；助手检查测量伤者颈部的长度，调整所需尺寸，正确上颈托。

（3）全身检查判断伤情（医生或助手）　头—颈—胸—腹—背部—外生殖器—下肢—上肢（未发现其他伤情）。

（4）上脊椎板　第一助手头胸锁固定、第二助手准备脊椎板及约束带，医生上肩锁（肩锁在侧翻的同侧）；医生指挥，两位助手左右手交叉抱伤员的肩、髂和膝部，将伤者轴位整体侧翻于侧卧位，保持脊柱在同一轴线，助手检查背部及脊柱；助手放置脊椎板，注意摆放在背部合适的位置，将伤者轴位放置呈仰卧位，助手用胸锁手法固定头颈部，医生用双肩锁，助手左右手交叉，将伤者在仰卧位平移，推至脊椎板合适位置。

（5）头部固定　第一助手上头胸锁，第二助手准备头部固定器，医生上头部固定器。

（6）脊椎板约束带固定　助手对胸部、髋关节、膝关节、踝关节用约束带固定。

（7）再次检查伤员、搬运伤员　医生指挥平稳抬起伤者，足先行，医生在伤员头侧，同时观察头颈部情况。要求医生指挥口令简洁、整体配合，助手操作手法规范，动作交替流畅，配合默契，过程紧凑。

3. 颈椎损伤的固定与搬运操作（伤者坐位）

（1）初步判断伤情　医生行胸背锁稳定伤者，第一助手至患者后方，进行头、外耳道、颈后部查体；第一助手行后头锁，医生固定伤者双肩，保持伤者上身稳定，第一助手将伤者头部复位至正常体位。

（2）医生进行颈部查体，判断伤者有无呼吸道损伤，然后放置颈托。

（3）放置颈托

1）测量伤者颈部长度：拇指与掌面垂直，其余四指并拢并与伤者额面垂直，测量下颌角至斜方肌前缘的距离。

2）调整颈托，塑型。

3）放置颈托时，颈托中间弧度卡于伤者右肩处并略向前下倾斜，先放置颈后，再放置颈前，保证位置居中，扣上搭扣，松紧度适中。

4）颈托放置后，操作者进行全身体格检查，顺序由上到下，由躯干到四肢。

（4）使用解救套（短脊板）

1）医生行胸背锁固定伤者。

2）第一助手与第二助手放置解救套在患者背部，平滑面的一面紧贴伤者身体。

3）把解救套的中央放在伤者的脊椎位置后，第一助手换头锁。

4）医生和第二助手把胸前的活动护胸甲围绕伤者的身躯，并向上轻微拉动贴在腋下。

5）将肩带和胸腹部固定带扣好，确保活动护胸甲顶端置于伤者腋下；腿部固定带自内而外、自下而上绕经伤者的膝间，紧贴腹股沟位置，由大腿内侧穿出，拉向外扣好并收紧。

6）操作者将颈部衬垫放好并将右手于短脊板后方行胸背锁，在颈部与解救套之间放置衬垫紧贴，确保无空隙，第一助手将头部护甲整理并置于正确位置后，行后头锁。

（5）医生将下颌固定带放于下颌位置并向上拉贴紧头部活动护甲，额部固定带放置额前后，向下拉贴紧头部活动护甲，注意保持气道通畅。从下至上拉紧各固定带，并用三角巾宽带将膝、踝部固定。检查所有固定带松紧度并整理。

（6）搬运

1）移动伤者：医生与第二助手在两边各自抓住腰两侧握把处，另一手放在伤者腿下，两人双手互扣抓牢，将伤者分两次45°移动转体至90°。

2）使用长脊板：长脊板放置上车担架与伤者背侧成一直线，稳定上车担架，第一助手用双肩锁固定头部，医生与第二助手抬高下肢，先将伤者躯干平放于长脊板上，逐渐移动到位，适度放松肩、胸、腹、腹股沟固定带，解除膝、踝三角巾，并平放在长脊板上。

3）固定伤者：将伤者躯体和四肢按从头到脚顺序固定在长脊板上，头部固定器固定头部，胸部固定带交叉固定，腿部固定带斜行固定，并固定伤者与上车担架。医生自下而上检查各固定带，并判断患者呼吸情况。

4）急救员平稳升高上车担架，搬运伤者，足侧先行，医生在头侧，同时观察伤者头颈部情况。

（三）注意事项

1. 要观察伤情，不可"扶坐拍打"。高能量伤者的头、胸、脊柱、骨盆等重要部位都可能受创，禁止随便变动体位。

2. 要牵拉取直，不可折曲。禁止折曲脊柱，不可采取一人抬腋窝部，一人抬下肢的"拎口袋"式的搬运方法。伤者需取仰卧位，两腿伸直，两手相握置于身前，头、颈、骨盆、躯干成一直线。

五、执业（助理）医师考试重点考点

1.将伤者两下肢伸直，两手相握放在身前，以便保持脊柱伸直位，不能屈曲或扭转。

2.三人（或四人）站在伤者同一侧，同时用手平托伤者的头颈、躯干及下肢，使伤者成一整体平直托至担架上。注意不要使躯干扭转。

3.对颈椎损伤的伤者，还要另有一人专门托扶头部，并沿纵轴向上略加牵引。

4.固定伤者：在伤处垫一薄枕，使此处脊柱稍向上突，然后用4条带子把伤者固定在硬质担架上，使伤者不能左右转动、移动。一般用4条带子固定：胸、上臂水平，腰、前臂水平，大腿水平，小腿水平各1条带子将伤者绑在硬质担架上。

六、测试练习与解析

答案解析

1.疑有脊柱损伤的伤者，应使用哪种搬运方法（　　）

　　A.硬板担架　　　　　　　B.帆布担架　　　　　C.单人背负法

　　D.双人拉车式　　　　　　E.用椅子搬运

2.脊柱损伤的伤者适用的搬运方法是（　　）

　　A.硬担架，3~4人同时搬运，固定颈部不能前屈、后伸、扭曲

　　B.半卧位或侧卧位

　　C.仰卧位、屈曲下肢，宜用担架或木板

　　D.坐位，最好用折叠担架（或椅）搬运

　　E.俯卧位，头偏向一侧，宜用担架或木板

3.脊柱损伤的急救搬运方法不正确的是（　　）

　　A.用木板，门板搬运　　　　　B.用硬担架搬运

　　C.一人抬头，一人抬足　　　　D.颈椎损伤者要有专人托扶头部

　　E.颈椎损伤者要放置颈托

实训一 四步触诊、胎心听诊

一、学习目标

▶▶ **知识目标**

能说出产科四步触诊的意义及检查时的注意事项。

▶▶ **能力目标**

学会产科四步触诊的手法，并能独立进行检查。

▶▶ **素质目标**

具有对孕妇的关爱之心，态度和蔼，检查手法轻柔。

二、重点与难点

（一）重点

1.四步触诊的手法。

2.四步触诊的内容。

（二）难点

四步触诊的意义。

三、适应证与禁忌证

（一）适应证

孕中、晚期孕妇（通常在24周后）。

（二）禁忌证

四部触诊无绝对禁忌证，但对子宫敏感者、晚期先兆流产或先兆早产者或已有宫缩者检查时动作务必轻柔，并且应避开宫缩时间，尽量减少检查的时间和次数，对足月已经有宫缩者，应在宫缩间歇期检查。

四、实训内容

（一）操作前准备

1.**环境准备** 关窗保暖，屏风遮挡保护患者隐私。

2.**检查者准备** 洗手，戴口罩、帽子，站于孕妇右侧。

3. 孕妇准备 排空膀胱，取仰卧位，两腿稍屈曲，暴露腹部。

（二）操作步骤

1. 四步触诊 四步触诊时，前三步面向患者头部，第四步面向患者足部。

（1）第一步手法 检查者双手置于子宫底部，确定子宫底高度，估计胎儿大小与妊娠周数是否相符，再以双手指腹交替轻推，分辨宫底处是胎体的哪一部分，圆而硬有浮球感的为胎头，宽而软且形状不规则的为胎臀。

（2）第二步手法 检查者双手置于腹部左右侧，一手固定，另一手轻轻深按检查，两手交替进行。分辨胎背及胎儿四肢各在母体腹壁的哪一侧，平坦饱满部分为胎背，并确定胎背向前、向侧方或向后。触到可变形的高低不平部分为胎儿肢体，有时可感到胎儿肢体在活动。

（3）第三步手法 检查者右手拇指与其余四指分开，置于耻骨联合上方，握住胎先露部，进一步查清胎先露是头还是臀，再左右推动胎先露部，以确定是否衔接。胎先露部能被推动，表示尚未衔接入盆。若已衔接，则胎先露部不能被推动。

（4）第四步手法 检查者左右手分别置于胎先露部两侧，沿骨盆入口向下深按，再一次核对胎先露部的诊断是否正确，并确定胎先露部入盆程度（图3-1-1）。

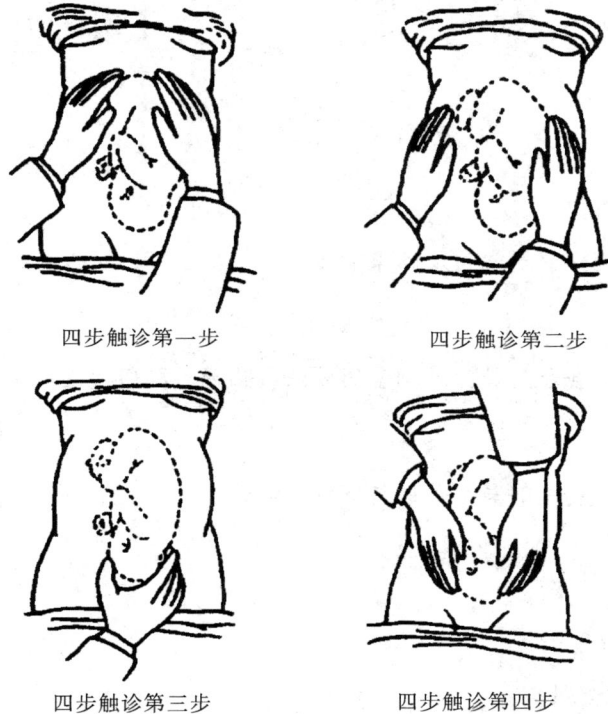

四步触诊第一步　　　　　　　　　　四步触诊第二步

四步触诊第三步　　　　　　　　　　四步触诊第四步

图3-1-1 四步触诊法

2. 胎心听诊 使用多普勒胎心听诊器在胎背一侧听取胎心，头先露时胎心于脐下右侧或左侧听到；臀先露时胎心于脐上右侧或左侧听到；肩先露时，胎心于脐周听到，正常胎心110～160次/分。

（三）注意事项

1.做腹部检查时，检查者手要温暖，力度适当，不宜过重或过轻。

2.四部触诊无绝对禁忌证，但对于子宫敏感或已有宫缩者，应避开宫缩，且动作务必轻柔。

3.产程中，在宫缩过后听胎心，随产程进展适当增加听诊次数，必要时行电子胎心监护。

五、测试练习与解析

1.正常的胎心是（　　）次/分

    A. 100～160　　　　　　　　B. 110～160　　　　　　　　C. 120～160

    D. 110～150　　　　　　　　E. 120～150

2.四部触诊时，前3步面向患者（　　），第4步面向患者（　　）

    A.足部，头部　　　　　　　　B.头部，足部　　　　　　　　C.头部，腹部

    D.腹部，头部　　　　　　　　E.腹部，足部

3.宫高是从（　　）到（　　）的距离

    A.耻骨联合上缘，子宫底　　　　　B.耻骨联合下缘，子宫底

    C.患者肚脐，子宫底　　　　　　　D.耻骨联合上缘，患者肚脐

    E.耻骨联合下缘，患者肚脐

答案解析

实训二　骨盆外测量、产程肛门及阴道检查

一、学习目标

▶▶ 知识目标

能说出骨盆外测量的径线、正常值及临床意义。

▶▶ 能力目标

会使用骨盆测量器，学会孕妇骨盆外测量的方法、临产后肛门检查及阴道检查的方法。

▶▶ 素质目标

具有对孕妇的关爱之心；能够与孕妇进行有效的沟通。

二、重点与难点

（一）重点

骨盆外测量的径线、正常值。

（二）难点

临产后肛门检查及阴道检查的方法。

三、实训内容

（一）操作前准备

1.**物品准备**　骨盆测量示教模型，骨盆外测量器，产前宫颈变化模型，外阴消毒包，一次性无菌手套，一次性消毒垫巾，消毒液（0.5%碘伏），液状石蜡。

2.**检查者准备**　洗手，戴口罩、帽子，站于孕妇右侧。

3.**孕妇准备**　排空膀胱，取仰卧位，暴露腹部，屏风遮挡保护患者隐私。

（二）操作步骤

1. 骨盆外测量　孕妇排尿后，仰卧于检查床上，露出腹部。检查者位于孕妇右侧进行检查。

（1）髂棘间径　孕妇取伸腿仰卧位，测量两髂前上棘外缘的距离，正常值23～26cm。

（2）髂嵴间径　取伸腿仰卧位，测量两髂嵴外缘最宽的距离，正常值为25～28cm。

（3）骶耻外径　孕妇取左侧卧位，右腿伸直，左腿屈曲，测量第5腰椎棘突下至耻骨联合上缘中点的距离，正常值18～20cm。第5腰椎棘突下相当于米氏菱形窝的上角，或相当于髂嵴后联线中点下1～1.5cm处。

（4）坐骨结节间径（出口横径）　孕妇取仰卧位，两腿向腹部弯曲，双手抱双膝，测量两坐骨结节内缘间的距离，正常值为8.5～9.5cm。也可用检查者的手拳概测，能容纳成人横置手拳则属正常（图3-2-1）。

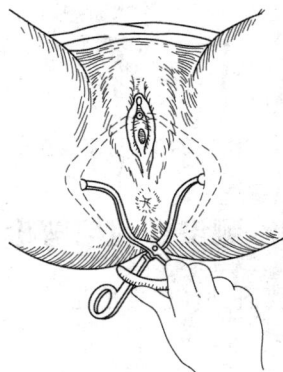

（5）耻骨弓角度　体位同上，用两手拇指指尖斜着对拢，置于耻骨联合下缘，左右两拇指平放在耻骨降支上面，测量两拇指间的角度，正常值为90°，小于80°为异常（图3-2-2）。

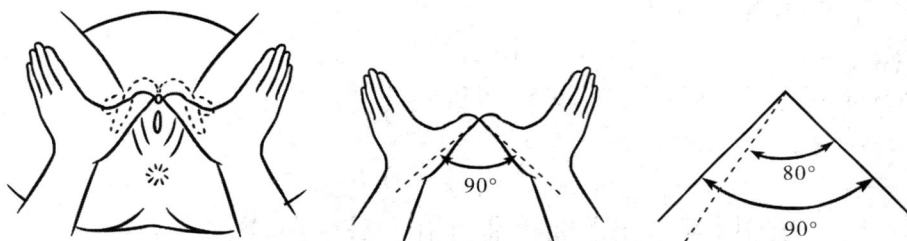

图 3-2-1　测量坐骨结节间径

图 3-2-2　测量耻骨弓角度

2. 产程肛门及阴道检查

（1）阴道检查宫口扩张情况（图3-2-3）　总产程即分娩全过程，指从规律子宫收缩开始到胎儿胎盘娩出。临床上分为三个阶段。

1）第一产程（宫颈扩张期）　从规律宫缩到宫口开全。第一产程又分为潜伏期和活跃期两个阶段。

①潜伏期　宫口扩张的缓慢阶段，初产妇一般不超过20小时，经产妇不超过14小时。

②活跃期　为宫口扩张的加速阶段，大多产妇在宫口开至4～5cm进入活跃期，最迟至6cm才进入活跃期，直到宫口开全（10cm）。此期宫口扩张速度应≥0.5cm/h。

2）第二产程（胎儿娩出期）　从宫口开全到胎儿娩出。

3）第三产程（胎盘娩出期）　从胎儿娩出到胎盘娩出。需5～15分钟，不应超过30分钟。

（2）检查判断胎头高低　坐骨棘平面是判断胎头高低的标志。

以头颅最低点与坐骨棘平面关系表明胎头下降程度。坐骨棘平面是判断胎头高低的标志。坐骨棘平面胎头颅骨最低点平坐骨棘平面时，以"0"表达；在坐骨棘平面上1cm时，以"-1"表达；在坐骨棘平面下1cm时，以"+1"表达，其余依此类推（图3-2-4）。

（三）注意事项

1.肛门及阴道检查时，检查者动作轻柔。

2.使用骨盆测量器，手法正确。

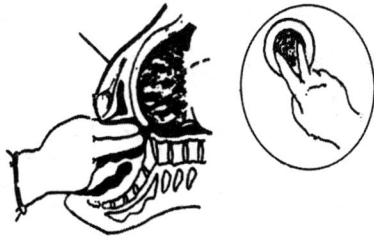

图 3-2-3　阴道检查宫口扩张情况图

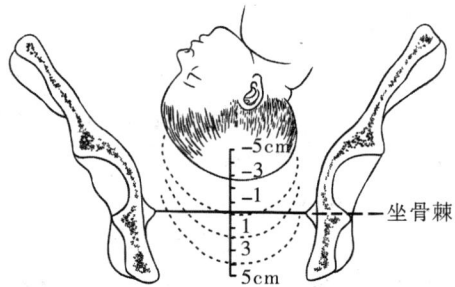

—坐骨棘

图 3-2-4　阴道检查判断胎头高低

四、测试练习与解析

1.骶耻外径正常值是(　　)
    A. 16～20cm　　　　　　　B. 17～20cm　　　　　　　C. 18～20cm
    D. 18～22cm　　　　　　　E. 18～24cm

2.判断胎头高低的标志是(　　)
    A.髂前上棘　　　　　　　　B.耻骨联合　　　　　　　C.髂后上棘
    D.坐骨棘　　　　　　　　　E.坐骨结节

3.坐骨结节间径正常值是(　　)
    A. 6～8cm　　　　　　　　B. 8～10cm　　　　　　　C. 7.5～9.5cm
    D. 7～9.5cm　　　　　　　E. 8.5～9.5cm

答案解析

实训三　绘制产程图、电子胎心监护

一、学习目标

▶▶ 知识目标

能说出早期减速、晚期减速、变异减速的特点。

▶▶ 能力目标

初步学会使用胎儿电子监护仪,学会绘制产程图。

▶▶ 素质目标

关爱孕产妇,树立严格细致和认真负责的工作态度。

二、重点与难点

(一)重点

1.产程图的绘制。

2.胎心监护仪的使用。

（二）难点

分析胎心监护曲线结果。

三、实训内容

（一）操作前准备

1. 物品准备 产程图病历纸、红蓝笔、铅笔、尺子、钢笔、橡皮；电子胎心监护仪。

2. 检查者准备 洗手，戴口罩、帽子。

3. 孕妇准备 排空膀胱，取仰卧位，暴露腹部，屏风遮挡保护患者隐私。

（二）操作步骤

1. 绘制产程图（图3-3-1）

（1）产程图横坐标为临产时间；左侧纵坐标为宫口开大程度；右侧纵坐标为胎头下降程度。

（2）宫口开大程度以红色"○"表示，胎头下降程度以蓝色"×"表示。

（3）宫口扩张曲线自左下向右上延展用红色笔画线。

（4）胎头下降曲线自左下向右上伸展，用蓝色笔画线。

（5）两条曲线于产程中相伴至胎儿娩出。

（6）画警戒线：以宫口开大3cm为一点，预计4小时宫口开全为第二个点，这两点连成一条直线，即为警戒线。

（7）画处理线 与警戒线间隔4小时画一条与之平行的直线，即为处理线。

（8）产程进入警戒线内，需通知医师查找原因。产程进入处理线后必须立即查找原因，尽快结束分娩。

（9）在分娩时间点相应位置上画红色圈中加蓝色点。

_____ 医院

产 程 进 展 图 （乡、县级使用）

姓名 _____ 床号 _____   住院号 _____

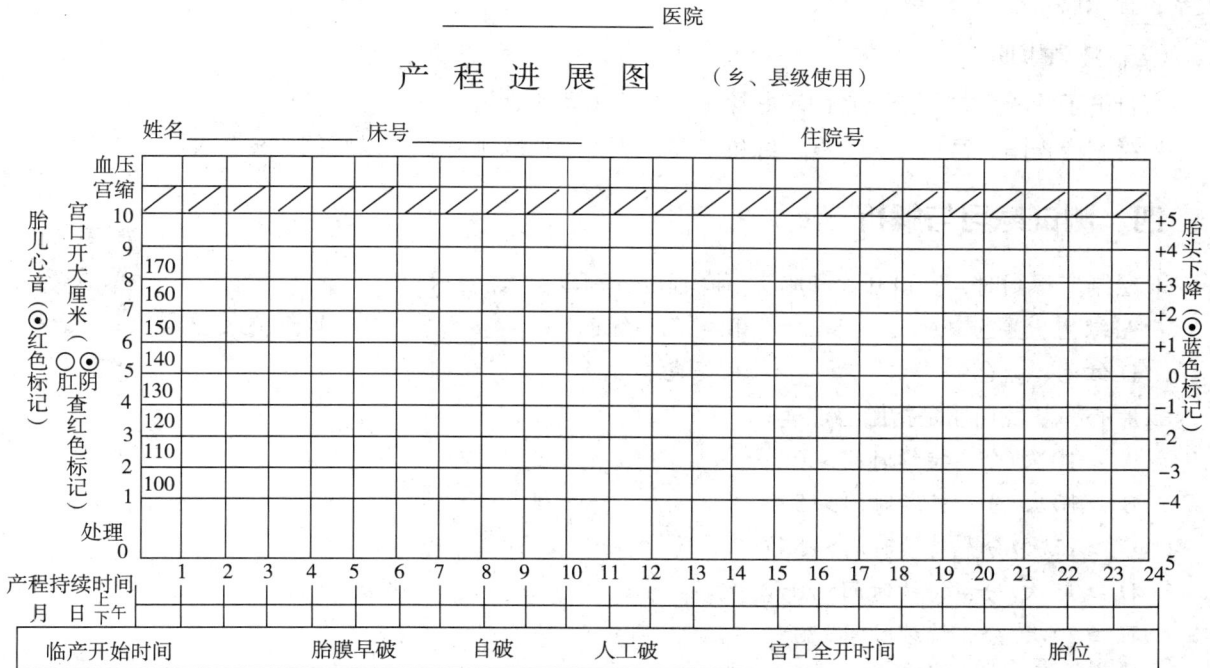

图 3-3-1　产程进展图

2. 电子胎心监护

（1）使用方法

1）评估孕周、血压、宫高、腹围、心理状况。

2）嘱孕妇排空膀胱。

3）携用物至孕妇床旁，核对孕妇，协助孕妇取半卧位或平卧位。

4）调节室温，接通电源，打开监护仪开关。

5）暴露腹部触诊确定胎背位置，涂耦合剂，找到胎心最强处，固定。

6）打开描记开关，观察胎心显示，以及胎心、宫缩曲线描记情况。

7）监测20分钟，视胎心、胎动及监测情况决定是否延长监测时间。

（2）判读

1）胎心率基线　①正常胎心率基线：110~160次/分；②胎儿心动过速：胎心基线>160次/分；③胎儿心动过缓：胎心基线<110次/分。

2）基线变异　指每分钟胎心率自波峰到波谷的振幅改变。正常变异的振幅波动为6~25次/分。

3）加速　指基线胎心率突然显著增加。妊娠≥32周，胎心加速标准：胎心加速≥15次/分，持续时间>15秒，但不超过2分钟。妊娠<32周，胎心加速标准：胎心加速≥10次/分，持续时间>10秒，但不超过2分钟。

4）早期减速　减速开始到胎心率最低点的时间≥30秒，减速的最低点常与宫缩的峰值同时出现；一般来说，减速的开始、最低值及恢复与宫缩的起始、峰值及结束同步。代表胎头受压。

5）晚期减速　减速开始到胎心率最低点的时间≥30秒，减速的最低点通常晚于宫缩峰值；一般来说，减速的开始、最低值及恢复分别延后于宫缩的起始、峰值及结束。代表胎盘功能老化或胎儿宫内缺氧。

6）变异减速　指突发的显著胎心率急速下降。减速的起始、深度和持续时间与宫缩之间无固定关系；提示脐带受压。

（三）注意事项

1. 行电子胎心监护，给患者固定好探头后，让患者侧卧位。

2. 绘制产程图，宫口开大程度以红色"○"表示，胎头下降程度以蓝色"×"表示。

四、测试练习与解析

1. 绘制产程图时，宫口开大和胎头下降程度分别以（　　）表示

　　A. 绿色、蓝色　　　　　　B. 蓝色、绿色　　　　　　C. 蓝色、红色

　　D. 红色、蓝色　　　　　　E. 绿色、红色

答案解析

2. 胎心率基线加速是指胎心加速（　　）

　　A. ≥10次/分，持续时间>10秒

　　B. ≥10次/分，持续时间>15秒

　　C. ≥15次/分，持续时间>15秒

　　D. ≥15次/分，持续时间>20秒

　　E. ≥20次/分，持续时间>20秒

3. 出现变异减速代表（　　）

　　A. 脐带受压　　　　　　　B. 胎盘功能减退　　　　　　C. 胎头受压

　　D. 脐带脱垂　　　　　　　E. 胎盘功能老化

实训四　正常分娩的助产

一、学习目标

▶▶ 知识目标

能说出正常分娩的接产及新生儿处理的注意事项。

▶▶ 能力目标

能独立完成正常分娩的接生及新生儿处理。

▶▶ 素质目标

能与产妇及其家属良好的沟通，关心体贴孕产妇，具有严谨认真的态度和高度的责任感。

二、重点与难点

（一）重点

1.正常分娩助产步骤及注意事项。

2.新生儿处理。

（二）难点

1.正常分娩助产步骤及注意事项。

2.新生儿处理。

三、实训内容

（一）操作前准备

1. 物品准备　产包、消毒棉球、便盆、碘伏、消毒手套等。

2. 检查者准备　洗手，戴口罩、帽子。

3. 孕妇准备　排空膀胱，取膀胱截石位，暴露会阴，屏风遮挡保护患者隐私。

（二）操作步骤

1.臀下置一便盆，消毒外阴并铺单。外阴消毒顺序：由上向下，由内向外，小阴唇、大阴唇、阴阜、大腿内侧1/3、会阴。

2.接生人员按无菌操作常规洗手、消毒、穿手术衣。

3.接生人员站在孕妇右侧，当胎头拨露时，应保护会阴，保护会阴的方法是在会阴部盖上一块消毒巾，接产者的右肘支在产床上，右手拇指与其余四指分开，利用手掌大鱼际肌顶住会阴部。每当宫缩时应向上内方托压，同时左手应轻轻下压胎头枕部，协助胎头俯屈和缓慢下降。宫缩间歇期保护会阴的右手稍放松，以免压迫过久引起会阴水肿。当胎头枕部在耻骨弓下露出时，左手协助胎头仰伸。此时若宫缩强，应嘱产妇张口哈气以便缓解腹压的作用。让产妇在宫缩间歇期稍向下屏气，使胎头缓慢娩出。胎头娩出后，右手仍需注意保护会阴，不要急于娩出胎肩，而应以左手自鼻根部向下颏挤压，挤出口鼻内的黏液和羊水。然后协助胎头复位及外旋转，使胎儿双肩径与骨盆出口前后径相一致。接产者的左手将胎儿颈部向下轻压，使前肩自耻骨弓下先娩出，继之再托胎颈向上，使后肩从会阴前缘缓慢娩出。双肩娩出后，右手方可放松，最后双手协助胎体及下肢相继以侧位娩出。

4.新生儿娩出后首先清理呼吸道，及时用吸球清除新生儿口腔鼻腔的黏液和羊水，呼吸道清理干净后仍无哭声时，应拍打新生儿足底促其啼哭，并进行Apgar评分，然后断脐，用两把血管钳夹紧脐带，在中间剪断，在距脐轮处0.5cm用气门芯扎紧或用粗丝线结扎，如用丝线结扎脐带应再在结扎线外0.5cm处结扎第二道。脐带断端用5％聚维酮碘溶液消毒，待脐带断端干燥后，用无菌纱布包扎。将新生儿交台下，由台下人员处理新生儿。

5.观察子宫收缩、阴道出血及胎盘剥离征象。当子宫体变硬、宫底升高，阴道口外露脐带自行延长，阴道有少量出血或手压耻骨联合上子宫下段，子宫体上升而外露脐带不再回缩时，为胎盘剥离征象。当确定胎盘剥离后，于子宫收缩时，将左手握子宫底按压子宫底部，右手轻拉脐带，协助胎盘娩出，当胎盘至阴道口时，接产者双手捧住胎盘，向一个方向旋转并缓慢向外牵拉，将胎盘完整剥离排出。

6.检查胎盘胎膜。将胎盘铺平，先检查母体面，有无胎盘小叶缺损，然后将胎盘提起，检查胎膜是否完整，再检查胎盘胎儿面边缘有无血管断裂，及时发现副胎盘。副胎盘为一小胎盘，与正常胎盘分离，但两者间有血管相连。若有副胎盘、部分胎盘残留或大块胎膜残留时，应在无菌操作下，手伸入宫腔内，取出残留组织，若仅有少量胎膜残留，可给予子宫收缩剂待其自然排出。

7.检查软产道。在胎盘娩出后，应仔细检查会阴、阴道壁及宫颈有无裂伤，若有裂伤，应立即缝合。

8.注意子宫收缩及阴道出血（图3-4-1）。

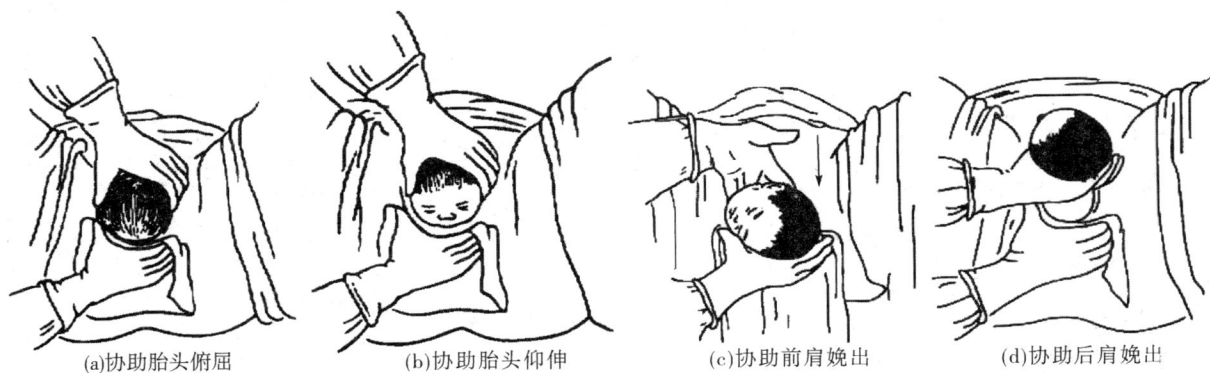

(a)协助胎头俯屈　　　　(b)协助胎头仰伸　　　　(c)协助前肩娩出　　　　(d)协助后肩娩出

图3-4-1　助娩经过示意图

（三）注意事项

1.胎儿未娩出前，切忌使用静脉推注或肌肉注射催产素。

2.保护会阴时，用力不可过大，并应协助胎头俯屈，让胎头以最小径线在宫缩间歇时缓慢通过阴道，宫缩间歇时保护会阴的手稍放松，以免压迫过久引起会阴水肿。

3.胎头娩出后，仍应注意保护会阴，初步处理新生儿口鼻内的黏液和羊水后，再娩胎肩。

4.胎盘未全部剥离不应强行压宫底或牵拉脐带，以免引起胎盘部分剥离甚至子宫内翻。

四、测试练习与解析

1.正常分娩助产时，（　　）开始保护会阴

　　A.胎头俯屈　　　　　　　B.胎头仰伸　　　　　　　C.见到胎发

　　D.胎头着冠　　　　　　　E.胎头拨露

答案解析

2.助产时，接产者的右肘支在产床上，右手拇指与其余四指分开，利用手掌（　　）顶住会阴部

A.骨间肌   B.小鱼际肌   C.大鱼际肌

D.蚓状肌   E.三角肌

3.新生儿Apgar评分正常是(　　)

A.5~10分   B.6~10分   C.7~10分

D.8~10分   E.9~10分

实训五　妇科检查

一、学习目标

▶▶ 知识目标

能说出妇科检查的注意事项、内容。

▶▶ 能力目标

能独立进行妇科检查。

▶▶ 素质目标

关心体贴患者，能与患者沟通，取得患者的信任与配合。

二、重点与难点

（一）重点

妇科检查的注意事项、内容。

（二）难点

双合诊的检查内容。

三、适应证与禁忌证

（一）适应证

怀疑为妇产科疾病或需要排除妇产科疾病的患者，以及体检中需要行妇科盆腔检查者。

（二）禁忌证

1.月经期。因为月经期存在出血，在检查时，可能会造成阴道污染，引起女性下生殖道感染。严重时还可以通过宫颈，逆行感染到宫腔，引起子宫内膜炎、宫颈炎等疾病。

2.无性生活史患者禁做双合诊、三合诊及阴道窥器检查；若病情需要必须施行者，须经患者及家属签字同意。

3.危重患者若必须立即行妇科检查者，可待病情稳定后再施行。

四、实训内容

（一）操作前准备

1.物品准备　一次性会阴垫、阴道窥器、手套、无菌棉签。

2. 检查者准备　洗手，戴口罩、帽子。

3. 孕妇准备　排空膀胱，取膀胱截石位，暴露会阴，屏风遮挡保护患者隐私。

（二）操作步骤

1. 体位　患者排空膀胱后，取膀胱截石位。有尿失禁者，检查前不需排空膀胱。检查者面向患者，站立在患者两腿之间。

2. 外阴部检查　观察外阴发育及阴毛分布情况，有无皮炎、溃疡及肿块等，戴消毒手套后分开小阴唇，暴露阴道前庭、尿道口和阴道口。观察大小阴唇的颜色，黏膜是否光滑，有无赘生物，尿道口及阴道口有无畸形和赘生物，处女膜是否完整，嘱患者用力向下屏气，观察有无阴道前后壁脱垂和子宫脱垂。

3. 阴道窥器检查　检查者用左手将两侧阴唇分开，右手将阴道窥器斜行沿着阴道后侧壁缓慢插入阴道内，插入后逐渐旋转至前方，摆正后缓慢张开两叶，暴露宫颈、阴道壁及阴道穹窿部，然后旋转至一侧以暴露侧壁。观察阴道黏膜、阴道分泌物及宫颈有无异常。检查完毕后，稍退出窥阴器至宫颈下后方，再使两叶闭合，旋转 90° 后轻轻取出（图 3-5-1）。

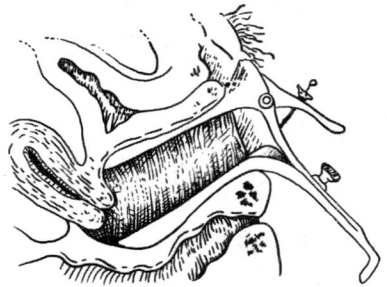

图 3-5-1　阴道窥器检查

4. 双合诊　检查者戴手套，右手（或左手）食、中两指顺阴道后壁轻轻插入，检查阴道通畅度和深度，再扪及宫颈大小、形状、软硬度及外口情况，有无接触性出血。随后将阴道内两指放在宫颈后方，另一只手掌心朝下，手指平放在患者腹部平脐处，当阴道内手指向上向前抬举宫颈时，腹部手指往下往后按压腹壁，并逐渐向耻骨联合部位移动，扪清子宫的位置、大小、形状、软硬度、活动度以及有无压痛。将阴道内两指由宫颈后方移至一侧穹窿部，尽可能往上向盆腔深部扪触，与此同时另一手从同侧下腹壁髂嵴水平开始，由上往下按压腹壁，与阴道内手指相互对合，以触摸附件区有无肿块、增厚或压痛。若扪及肿块，应查清其位置、大小、形状、软硬度、活动度、与子宫的关系以及有无压痛等，正常卵巢偶可扪及，触后稍有酸胀感，正常输卵管不能扪及（图 3-5-2，图 3-5-3）。

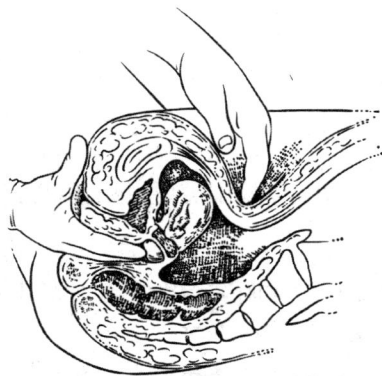

图 3-5-2　双合诊子宫检查

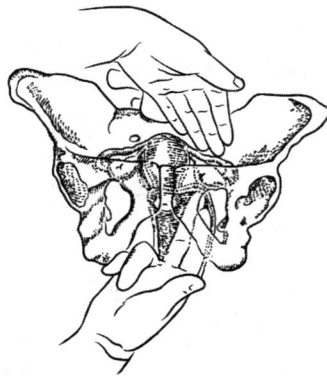

图 3-5-3　双合诊附件检查

5. 三合诊　指腹部、阴道、直肠联合检查，是对双合诊检查不足的补充。以一手食指放入阴道，中指放入直肠以替代双合诊时阴道内的两指，其余检查步骤与双合诊检查时相同。

通过三合诊能扪清后倾或后屈子宫大小，发现子宫后壁、宫颈旁、直肠子宫陷凹、宫骶韧带和盆腔后部病变，估计盆腔内病变范围，及其与子宫或直肠的关系，特别是癌肿与盆壁间的关系，以及扪诊阴道直肠隔、骶骨前方或直肠内有无病变。所以三合诊在生殖器官肿瘤、结核、子宫内膜异位症、炎症的检查时尤显重要（图3-5-4）。

（三）注意事项

1.检查者态度严肃，语言亲切，检查仔细，动作轻柔。每次检查不应超过3人。

2.男医生检查时，应有其他医务人员在场。

3.避免经期做盆腔检查。若异常阴道出血必须检查，检查前消毒外阴、戴无菌手套，使用无菌器械。

4.无性生活史者禁做双合诊及阴道窥器检查，可行直肠-腹部诊。

图 3-5-4　三合诊

5.双合诊检查不满意或检查骶韧带、子宫直肠凹陷病变、肿瘤与盆腔关系时应做三合诊。

6.行双合诊、三合诊时，除应按常规操作外，掌握下述各点有利于检查的顺利进行。

1）当两手指放入阴道后，患者感疼痛不适时，可单用食指替代双指进行检查。

2）三合诊时，在将中指伸入肛门时，嘱患者像解大便一样同时用力向下屏气，使肛门括约肌自动放松，减轻患者疼痛和不适感。

3）若患者腹肌紧张，可边检查边与患者交谈，使其张口呼吸而使腹肌放松。

4）当检查者无法查清盆腔内解剖关系时，继续强行扪诊，不但患者难以耐受，且往往徒劳无益，此时应停止检查，待下次检查，多能获得满意结果。

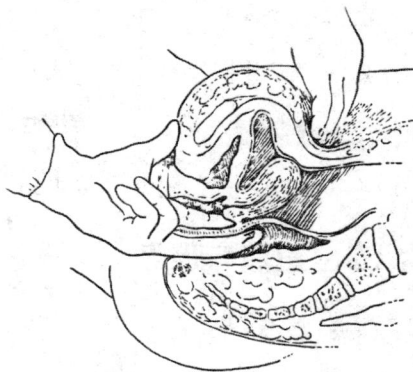

五、测试练习与解析

1.妇科检查时，患者的体位是（　　）

　　A.膀胱截石位　　　　　　　　B.仰卧位　　　　　　　　C.左侧卧位

　　D.半坐卧位　　　　　　　　　E.右侧卧位

答案解析

2.（多选题）双合诊时，要扪清子宫的哪些方面（　　）

　　A.位置、大小　　　　　　　　B.有无压痛　　　　　　　C.形状

　　D.软硬度　　　　　　　　　　E.活动度

3.正常成年女性非孕期子宫长（　　）cm、宽（　　）cm、厚（　　）cm

　　A.4～5，2～3，1～2　　　　　B.5～6，4～5，3～4　　　C.6～7，5～6，4～5

　　D.7～8，4～5，2～3　　　　　E.8～9，7～8，6～7

实训六　诊断性刮宫术、人工流产术、放环术、取环术

一、学习目标

▶▶ **知识目标**

能说出宫内节育器的避孕机制；放置取出宫内节育器及人工流产术的适应证和禁忌证。

▶▶ **能力目标**

会初步操作刮宫术、人工流产术、放环、取环术。

▶▶ **素质目标**

关心体贴患者，能与患者沟通，取得患者的信任与配合，具有严谨认真的态度。

二、重点与难点

（一）重点

1.宫内节育器的避孕机制。

2.放置取出宫内节育器及人工流产术的适应证和禁忌证。

（二）难点

人工流产术的操作。

三、适应证与禁忌证

（一）适应证

1. 宫内节育器放置术适应证　育龄妇女要求放置宫内节育器且无禁忌证者。

2. 宫内节育器取出术适应证

（1）放置期限已满需更换者。

（2）计划再生育者。

（3）绝经1年者。

（4）改用其他避孕方法或已绝育者。

（5）有不良反应及并发症，经治疗无效者。

（6）带器妊娠者。

3. 人工流产术适应证

（1）妊娠14周内要求终止妊娠而无禁忌证者。

（2）因各种疾病不宜继续妊娠者。

4. 诊断性刮宫术适应证

（1）异常子宫出血或阴道排液，需证实或排除子宫癌变或其他病变者。

（2）月经失调，需了解子宫内膜变化及其对性激素的反应。

（二）禁忌证

1. 宫内节育器放置术禁忌证

（1）妊娠或妊娠可疑。

（2）生殖道急性炎症。

（3）生殖器官肿瘤。

（4）生殖器官畸形。

（5）宫颈内口过松或重度陈旧性宫颈裂伤、重度子宫脱垂。

（6）宫腔>9cm或<5.5cm。

（7）严重全身性疾病及各种疾病的急性阶段。

（8）月经频繁或过多以及不规则阴道出血等。

（9）有铜过敏史。

2.宫内节育器取出术禁忌证

（1）生殖道炎症，治愈后再取出宫内节育器。

（2）全身情况不良或各种疾病的急性期病情好转后取出。

3.人工流产术禁忌证

（1）生殖道炎症。

（2）各种疾病的急性期。

（3）全身情况不良，不能耐受手术者，治疗好转后方可手术。

（4）术前两次体温在37.5℃以上者。

4.诊断性刮宫术禁忌证

（1）急性、亚急性生殖道炎症。

（2）急性严重全身性疾病。

（3）术前两次体温在37.5℃以上者。

四、实训内容

（一）操作前准备

1.物品准备 诊断性刮宫实训物品：刮宫包、标本瓶、病理申请单、10%甲醛等。人工流产实训物品：人流包、吸引管、负压吸引器、碘伏棉球等。宫内节育器放置术物品：适合型号和类型的宫内节育器，上环包、消毒用品等。宫内节育器取出术物品：取环包、消毒用品等。

2.检查者准备 洗手，戴口罩、帽子。

3.孕妇准备 排空膀胱，取膀胱截石位，暴露会阴，屏风遮挡保护患者隐私。

（二）操作步骤

1.诊断性刮宫术实训操作步骤

（1）排尿后，受检者取膀胱截石位，查明子宫大小及位置。

（2）常规消毒外阴，铺无菌巾。阴道窥器暴露宫颈，碘伏消毒阴道、宫颈及宫颈外口。

（3）以宫颈钳夹持宫颈前唇或后唇，用探针测量宫颈管及宫腔深度。

（4）使用刮匙取适量子宫内膜送检。将刮匙送达宫底部，自上而下沿宫壁刮取，夹出组织，置于无菌纱布上。

（5）术毕，取下宫颈钳，收集全部子宫内膜组织固定于10%甲醛溶液中送检。

2.人工流产实训操作步骤（图3-6-1）

（1）一般准备 嘱患者术前排空膀胱，取膀胱截石位，按顺序消毒外阴，铺消毒巾。施术者核实子宫位置、大小及附件情况。

（2）消毒 阴道窥器扩张阴道，消毒阴道和宫颈。

（3）探测宫腔深度 用探针顺子宫方向，探测宫腔深度。

（4）扩张宫颈 宫颈扩条按顺序扩张宫颈，扩张时用力要均匀，不宜过猛，以防宫颈内口损伤和子宫穿孔。

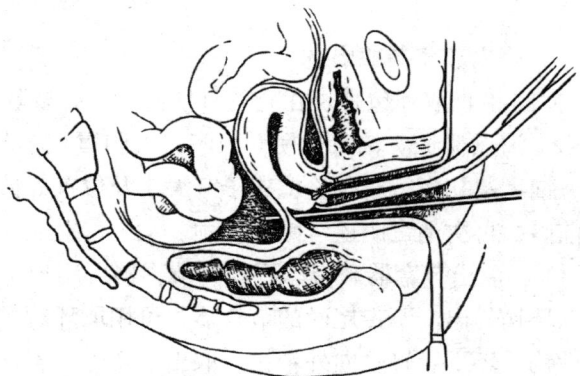

图3-6-1 负压吸宫术

（5）吸引　将吸管末端与已消毒好的皮管相连，并与负压吸引器连接，按子宫位置方向将吸管头部缓慢送入宫底，深度不超过探针测得的宫腔深度，负压在400～500mmHg，吸管在子宫腔与子宫内口之间上下反复移动。子宫内容物吸净时，感宫壁粗糙。

（6）检查宫腔是否吸净，必要时重新放入吸管，再开动负压吸引。

（7）检查吸出物有无绒毛及胚胎组织，与孕周是否相符，如无绒毛组织，应送病检，详细填写手术记录。

3. 宫内节育器放置术（图3-6-2）

（1）一般准备。术前3天禁性生活。向患者解释操作过程、风险及需要配合的事项，充分了解患者的既往病史，签署知情同意书。

（2）患者排空小便后取膀胱截石位，必要时导尿。

（3）检查上环包是否在有效日期内，打开上环包，戴无菌手套，查看消毒指示卡，检查消毒是否合格，清点器械。消毒外阴（顺序：大阴唇、小阴唇、阴阜、大腿内上1/3、会阴及肛周）及阴道三遍，铺无菌巾。双合诊检查子宫大小及位置等情况，换无菌手套，窥阴器暴露宫颈，宫颈钳钳夹宫颈前唇，再次消毒阴道穹窿、宫颈表面。

（4）探针沿子宫腔方向缓缓伸入宫腔达宫底，标记并记录宫腔深度。

（5）如宫颈口过紧，根据所用器械逐号扩张宫颈至适度（从小至大号扩张宫颈）。以执笔式持宫颈扩条沿宫腔方向慢慢扩张宫颈内口，扩张器通过宫颈内口即可，不可深入，一般由4号扩至6号即可。

（6）T形节育器放置时，将两横臂向下折叠与纵臂一起置入套管内，调整限位块宫腔深度，插入套管芯，经宫颈沿宫腔方向送入放置器达宫底，固定套管芯，后退套管，用套管芯轻推节育器下缘后退出放置器，宫颈外保留尾丝长1.5～2.0cm。

（7）观察宫腔内无出血，取下宫颈钳，擦净阴道分泌物，取出阴道窥器，术毕。填写手术记录。

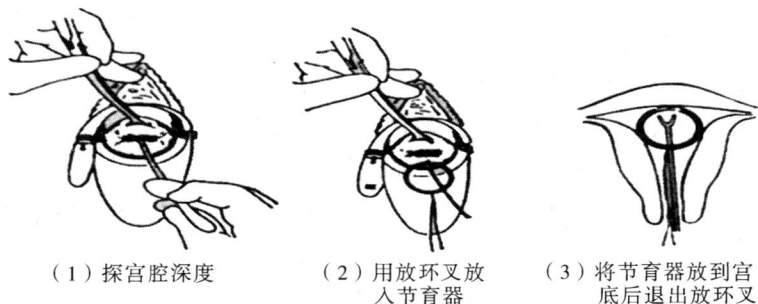

（1）探宫腔深度　　　（2）用放环叉放　　　（3）将节育器放到宫
　　　　　　　　　　　入节育器　　　　　　底后退出放环叉

图3-6-2　宫内节育器放置术

4. 宫内节育器取出术

（1）检查取环包是否在有效日期内，打开取环包，戴无菌手套，查看消毒指示卡，检查消毒是否合格，清点器械。消毒外阴（顺序：大阴唇、小阴唇、阴阜、大腿内上1/3、会阴及肛周）及阴道三遍，铺无菌孔巾。双合诊检查子宫大小及位置等情况，换无菌手套，窥阴器暴露宫颈，宫颈钳钳夹宫颈前唇，再次消毒阴道穹窿和宫颈。

（2）取出节育器。带有尾丝的节育器可用长止血钳夹住尾丝轻轻将节育器牵出，如尾丝断落可改用取环钩勾出。不带尾丝的节育器，可用取环钩顺子宫方向，将取环钩顶端放入宫腔底部，触及节育环后钩住环下缘轻轻向外牵拉，取出节育器。若环丝断裂或钩取困难而确定无节育器异位者，可将宫颈口扩大，用细长弯止血钳将节育器夹住取出。

（三）注意事项

1. 诊断性刮宫术检查注意事项

（1）采取时间和部位选择

1）了解卵巢功能　通常可在月经期前1～2天取材，一般多在月经来潮6小时内取材，自宫腔前、后壁各取一条内膜；闭经如能排除妊娠则可随时取材。

2）功能失调性子宫出血　如疑为子宫内膜增生症，应于月经前1～2天或月经来潮6小时内取材；疑为子宫内膜不规则脱落时，则应于月经第5～7天取材。

3）原发性不孕者　应在月经来潮前1～2天取材。如为分泌相内膜，提示有排卵；内膜仍呈增生期改变则提示无排卵。

4）疑有子宫内膜结核　应于经前1周或月经来潮6小时内诊刮。诊刮前3天及术后4天每日肌内注射链霉素0.75g及异烟肼0.3g口服，以防诊刮引起结核病扩散，注意刮取宫角内膜。

（2）疑有子宫内膜癌者随时可取，并注意刮取宫角内膜。

2. 人工流产注意事项

（1）实施手术者应在门诊检查，确认为早孕后填表。

（2）有禁忌证者暂不宜行人流术。

（3）术者术前应核实子宫位置、病史。

（4）扩宫时按顺序扩张宫口，切忌跳号。

（5）吸宫后常规检查绒毛，以免漏吸或吸宫不全。

（6）术后观察2小时，注意有无阴道流血、腹痛等异常情况。

（7）术后休息2周，1个月内不宜性生活，禁止盆浴。术后给予抗生素及促进子宫收缩的药物。

（8）有发热、腹痛、阴道流血较多等异常情况应及时就诊。

（9）术后14天复诊，月经恢复后落实避孕措施并指导避孕。

3. 宫内节育器放置术注意事项

宫内节育器放置时间：常规放置时间为月经干净后3～7天；哺乳期或短期闭经要求放置者，应先排除早期妊娠；人工流产术后宫腔深度＜10cm可同时放置（子宫手术不良、出血过多、有感染可能者，暂时不放）；中期妊娠引产后24小时内清宫术后可放置；药物流产2次正常月经后；自然流产转经后；足月产后3个月、剖宫产术后6个月；用于紧急避孕，不论月经周期时间，在无保护性性交后5天内放置。

4. 宫内节育器取出术注意事项

（1）取环钩的钩端容易损伤子宫内膜或子宫壁，有时可发生子宫穿孔，甚至盆腔脏器损伤，尽量一次性探到异物，避免多次反复探测损伤内膜，钩取节育器时，只能在宫腔内钩取，避免向宫壁钩取，如钩取时有阻力，不能强行牵拉，应退出取环钩，进一步查清原因，钩取节育器时必须准确、轻柔。

（2）术后休息1天。

（3）生育年龄妇女应落实计划生育措施。

五、测试练习与解析

1. 负压吸宫术，适宜妊娠（　　）内要求终止妊娠而无禁忌证者

A. 8周　　　　　　　　B. 9周　　　　　　　　C. 10周

D. 11周　　　　　　　E. 12周

答案解析

2.放置宫内节育器，月经干净（　　）天无性交可以放置

　　A.3～4　　　　　　　　B.3～5　　　　　　　　C.3～6

　　D.3～7　　　　　　　　E.3～8

3.（多选题）（　　）是行人工流产术的并发症

　　A.出血　　　　　　　　B.子宫穿孔　　　　　　C.人工流产综合征

　　D.空吸　　　　　　　　E.漏吸

实训七　阴道后穹窿穿刺术

一、学习目标

▶▶ 知识目标

能说出阴道后穹窿穿刺术的临床意义、注意事项。

▶▶ 能力目标

能独立完成阴道后穹窿穿刺术。

▶▶ 素质目标

关心体贴患者，能与患者有效沟通，并能为患者解释检查结果。

二、重点与难点

（一）重点

阴道后穹窿穿刺术的注意事项、内容。

（二）难点

阴道后穹窿穿刺术的内容。

三、适应证与禁忌证

（一）适应证

1.怀疑有腹腔内出血时，如输卵管妊娠流产或输卵管破裂等。

2.怀疑盆腔内有积液、积脓时，若为盆腔脓肿可行穿刺引流及注入广谱抗生素治疗。

3.B型超声引导下行卵巢子宫内膜异位囊肿或输卵管妊娠部位注射药物。

4.B型超声引导下经阴道后穹窿穿刺取卵，用于各种助孕技术。

5.晚期肿瘤腹腔积液多，需要穿刺放腹腔积液者。

（二）禁忌证

1.盆腔严重粘连，较大肿块占据直肠子宫陷凹部位并突向直肠者。

2.疑有肠管和子宫后壁粘连者。

3.临床高度怀疑恶性肿瘤者。

4.异位妊娠准备采用非手术治疗者。

四、实训内容

（一）操作前准备

1.物品准备 穿刺包（含窥阴器、宫颈钳、9号长针头）、无菌手套、消毒液、10ml或20ml注射器、纱布数块。

2.操作者准备 充分了解患者既往病史及内科并发症；术前肥皂水洗手，戴好口罩、帽子；核对患者，检查知情同意书是否已经签署；行盆腔检查了解阴道分泌物性状，确认无急慢性生殖道炎症，并了解子宫大小、位置及双侧宫旁情况，特别要注意阴道后穹窿是否饱满、有无肿瘤，如有阴道流血，行消毒后双合诊。

3.患者准备 给患者讲明手术的必要性，充分了解患者的既往病史，签署知情同意书；测量血压、脉搏，必要时开放静脉；术前化验检查，包括血常规、凝血功能检查等。患者排空小便后取膀胱截石位，必要时导尿，屏风遮挡保护患者隐私。

（二）操作步骤

1.检查穿刺包是否在有效日期内，打开穿刺包，戴无菌手套，查看消毒指示卡，检查消毒是否合格，清点器械。消毒外阴（顺序：小阴唇、大阴唇、阴阜、大腿内上1/3、会阴及肛周）、阴道三遍，铺无菌巾。双合诊检查阴道后穹窿情况，换无菌手套，窥阴器暴露宫颈，宫颈钳钳夹宫颈后唇，再次消毒阴道后穹窿。

2.取9号长针头接10ml或20ml注射器，检查针头是否通畅，确认针头无阻塞后，左手向前上方牵拉宫颈钳，右手手持注射器在阴道后穹窿的中央或稍偏患侧，阴道后壁与阴道后穹窿交界处稍下方、平行宫颈管方向缓缓刺入，当针头穿透阴道壁出现落空感后（进针2~3cm）立即抽取液体，如无液体抽出，可以适当改变进针深度和方向或边退针边抽吸，必要时嘱患者半坐卧位使盆腹腔内液体汇积于子宫直肠陷凹以便于抽吸。

3.如抽出脓液或陈旧性血液需要进行相应治疗时，按预定方案进行。

4.操作结束时轻轻拔出针头后注意观察穿刺点有无活动性出血，若出血，可用无菌棉球压迫至血止后取出窥阴器。

5.如抽出血液，应静置10分钟以上，观察其是否凝集。

6.如行其他检查，对标本进行相应处置。

7.交代术后注意事项，填写手术记录。

附：穿刺液性质和结果判断

1.血液 ①新鲜血液：放置后迅速凝固，为刺伤血管，应改变穿刺方向或重新穿刺。②陈旧性暗红色血液：放置10分钟以上不凝固表明有腹腔内出血；多见于异位妊娠、卵巢黄体破裂或其他脏器破裂等。③小血块或不凝固陈旧性血液：多见于陈旧性宫外孕。④巧克力色黏稠液体：镜下见不成行碎片；多为卵巢子宫内膜异位囊肿破裂。

2.脓液 呈黄色、黄绿色、淡巧克力色，质稀薄或浓稠，有臭味。提示盆腔及盆腔内有化脓性病变或脓肿破裂。脓液应行细胞学涂片、细菌培养、药物敏感试验。必要时行切开引流术。

3.炎性渗出物 呈粉红色、淡黄色浑浊液体。提示盆腔及腹腔内有炎症。应行细胞学涂片及细菌培养、药物敏感试验。

4.腹腔积液 有血性、浆液性、黏液性等。应送常规化验。

（三）注意事项

1.穿刺方向应是阴道后穹隆中点进针与宫颈管方向平行，深入至直肠子宫陷凹，不可以过分向前或向后，以免针头刺入宫体或进入直肠。

2.穿刺深度要适当，一般2～3cm，过深可刺入盆腔器官或血管。若积液较少时，过深的针头可超过液平面，抽不出液体而延误诊断。

3.有条件或病情允许时，先行B型超声检查，协助诊断子宫直肠陷凹处有无液体及液体量。

4.阴道后穹隆穿刺未抽出血液，不能完全排除宫外孕，内出血量少、血肿位置高或与周围组织粘连时，均可造成假阴性。

5.抽出液体均应涂片，行常规及细胞学检查。

五、测试练习与解析

答案解析

1.阴道后穹隆穿刺术检查可用于辅助诊断（　　）

 A.子宫肌瘤   B.异位妊娠   C.卵巢囊肿

 D.宫颈炎   E.阴道炎

2.阴道后穹隆穿刺术的穿刺深度，一般是（　　）

 A.2～3cm   B.3～4cm   C.3～5cm

 D.2～4cm   E.2～5cm

3.陈旧性暗红色血液，放置（　　）分钟以上不凝固表明有腹腔内出血

 A.7   B.8   C.9

 D.10   E.11

实训一 小儿体格生长指标测量

一、学习目标

▶▶ **知识目标**

能简述常用的小儿生长体格指标及测量方法。

▶▶ **能力目标**

能在模拟婴幼儿身上实际测量各生长体格指标。

▶▶ **素质目标**

培养端正的学习态度和严谨的工作作风；树立严格细致和认真负责的工作态度。

二、重点与难点

（一）重点

体重、身高（长）、头围、胸围、腹围、上臂围等各生长体格指标的测量。

（二）难点

1. 体重的增长规律及估算公式。
2. 身高（长）的增长规律及估算公式。
3. 上臂围的临床意义。

三、适应证与禁忌证

（一）适应证

1. **身高发育异常** 生长发育异常、骨骼发育异常及其他。
2. **体重增长异常** 喂养不当、消化吸收障碍、内分泌疾病等。
3. **头围变化异常** 脑积水、小头畸形等。
4. **胸围异常扩大** 先天性心脏病、肺部疾病等。
5. **臂围异常增大** 肥胖、肌肉疾病等。
6. **营养不良风险** 体重增长缓慢、身高增长不足或体脂率过低。
7. **生长发育正常的儿童**

（二）禁忌证

1. **急性疾病期** 在小儿急性疾病期，如感冒、发热、腹泻等，由于身体机能的下降和免疫力的减弱，进行体格生长指标测量可能增加小儿的不适感，甚至影响疾病的恢复。因此，在急性疾病期应避免进行此类测量。

2. 严重外伤 严重外伤可能导致小儿身体活动受限或疼痛，此时进行体格生长指标测量可能会加重疼痛或导致伤口裂开。因此，在小儿遭受严重外伤时，应避免进行体格生长指标测量。

3. 骨折未愈 骨折未愈的小儿，骨骼结构尚未恢复稳定，进行体格生长指标测量可能导致骨折部位移位或加重疼痛。因此，在骨折未愈期间，应暂停此类测量。

四、实训内容

（一）操作前准备

1. 用品准备 体重秤、身高计、软尺、尿布、记录本等。

2. 环境的准备 光线、温度适宜，注意使用屏风，检查时有儿童家属在场。

3. 操作者准备 洗手、戴帽子、口罩、手套；向家长做自我介绍，说明操作的目的并征得同意。

4. 儿童准备

（1）核对小儿姓名、性别、年龄。

（2）空腹或进食后2小时，排空大小便。

（3）裸体或仅穿单衣、尿布。

（二）操作步骤

1. 儿童体格生长指标评估

（1）体重 体重为各器官、组织和体液的总重量。

1）规律 出生后前半年每月增长0.6～0.8kg；后半年每月增长0.4kg；2～12岁每月增长2kg。

2）估算公式 1～6个月体重（kg）=出生体重+月龄×0.7；6～12个月体重（kg）=6+月龄×0.25；2～12岁体重（kg）=年龄×2+8。

3）临床意义 儿科临床中用体重评估小儿的体格生长发育以及营养状况、计算药量和静脉输液量。体重降低超过均值10%提示营养不良、消瘦；体重增加超过均值10%提示肥胖。

（2）身高（长） 身高（长）指头部、脊柱与下肢长度的总和。

1）规律 出生身长平均50cm；2～12岁后每年增长7cm。

2）估算公式 2～12岁身高（长）（cm）=年龄×7+75。

3）临床意义 反映小儿的骨骼生长。

（3）头围 以软尺经眉弓上方、枕后结节水平绕头一周的长度。

1）规律 出生时34cm；1岁时46cm；2岁时48cm；15岁时54cm。

2）临床意义 头围反映脑及颅骨发育。头围过小常提示脑发育不良；头围过大或增长过速往往提示脑积水、脑肿瘤的可能。

（4）胸围 指前从两乳头下缘向，后经肩胛骨下缘，水平绕胸一周的长度。

1）规律 出生时32cm；1岁左右胸围约等于头围；1岁至青春前期胸围应大于头围（约为头围+年龄-1cm）。

2）临床意义 反映肺与胸廓的生长。

（5）上臂围 代表上臂肌肉、骨骼、皮下脂肪和皮肤的发育水平。

1）规律 1岁以内上臂围增长迅速；1～5岁增长缓慢，每年增加1～2cm。

2）临床意义 筛查5岁以下儿童营养状况：＞13.5cm为营养良好；12.5～13.5cm为营养中等；<12.5cm为营养不良。

2. 实训操作

（1）称体重

1）站立式磅秤　协助患儿脱下外套及鞋子，站在磅秤上，当磅秤指标稳定时读数；再协助患儿穿衣鞋。记录精确到50~100g。

2）婴儿磅秤　适当除去婴儿衣服及尿布，磅秤放平稳并垫上一次性治疗巾，再校零；将婴儿轻轻放在磅秤上，当磅秤的指针稳定时读数；给婴儿穿衣，包尿布。记录精确到10g。

（2）测量身高（长）（图4-1-1）

1）身高计　协助儿童脱下衣帽鞋，背靠身高计立柱，抬头挺胸收腹，使脚跟、臀部及肩胛同时接触立柱，移动身高计顶板与儿童头部接触，读数。记录到0.1cm。

2）量床　儿童脱下衣帽鞋，仰卧于量板，助手将儿童扶正，头顶接触头板，测量者一手按直儿童膝部，使两下肢伸直贴底板，一手移动足板使其紧贴儿童两足底并与底板垂真，读数。记录到0.1cm。

（3）测头围　以软尺经眉弓上方、枕后结节绕头一周的长度（图4-1-2）。记录到0.1cm。

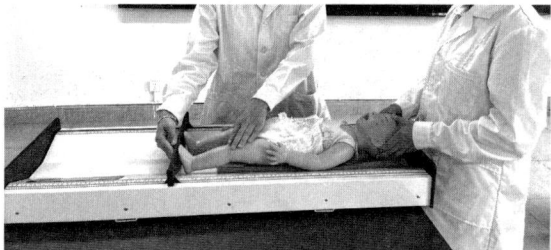

图4-1-1　测量身高（长）

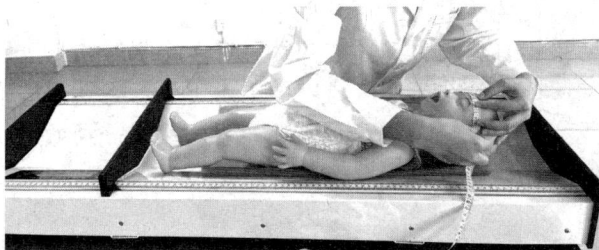

图4-1-2　测量头围

（4）测胸围　3岁以下取卧位，3以上取坐位，平静呼吸，双手自然下垂，两眼平视，用软尺从前两乳头下缘向后经肩胛骨下缘绕胸一周，取呼吸平均数（0.1cm）。

（5）测上臂围

1）协助患儿立位、坐位或仰卧位，双手自然下垂或者平放。

2）将软尺零点固定于上臂外侧肩峰与鹰嘴连线中点，沿该点水平位将软尺紧贴皮肤绕上臂一周，回至零点。记录到0.1cm。

（三）注意事项

1. 消除儿童恐惧心理　儿童可能对测量过程感到陌生或害怕。在测量前，应与儿童进行充分的沟通，解释测量的目的和过程，并给予他们鼓励和安慰，以消除他们的恐惧心理。

2. 减少不良刺激　在进行测量时，应尽量减少对儿童的不良刺激，如避免突然的动作或大声喧哗。测量环境应保持安静、舒适，以便儿童能够放松并配合测量。

3. 加强儿童保护　在测量过程中，应确保儿童的安全。对于需要接触的测量项目，如身高（长）和体重，应使用适当的方法来支撑和保护儿童，以防止他们受伤。

4. 合理安排测量顺序　测量顺序应根据儿童的年龄和配合程度进行合理安排。一般来说，应先进行无创、简单的测量项目，如身高（长）和体重，再进行可能需要更多合作的测量项目，如头围和胸围。

五、测试练习与解析

1.坐高反应的是（　　）

　　A.头的发育　　　　　　　B.脊柱的发育　　　　　　C.头和脊柱的发育

　　D.下肢骨的发育　　　　　E.头、脊柱、下肢骨的发育

答案解析

2.头围的定义是（　　）

    A.头顶到坐骨结节的长度

    B.自眉弓上缘经枕骨结节饶头一周的长度

    C.平乳头下缘经肩胛骨下角下缘绕胸一周的长度

    D.沿肩峰与尺骨鹰嘴连线中点绕臂一周的长度

    E.平脐水平绕腹一周的长度

3.1～6月龄体重估算公式是（　　）

    A.年龄×2+8　　　　　　　B.出生体重+月龄×0.7　　　　C.6+月龄×0.25

    D.年龄×7+75　　　　　　　E.6+月龄×0.7

4.5岁以内小儿上臂围12.5～13.5代表（　　）

    A.营养良好　　　　　　　　B.营养中等　　　　　　　　C.营养不良

    D.消瘦　　　　　　　　　　E.肥胖

5.1岁以上小儿的腹围定义是（　　）

    A.头顶到坐骨结节的长度

    B.自眉弓上缘经枕骨结节饶头一周的长度

    C.平乳头下缘经肩胛骨下角下缘绕胸一周的长度

    D.沿肩峰与尺骨鹰嘴连线中点绕臂一周的长度

    E.平脐水平绕腹一周的长度

实训二　小儿体格检查

一、学习目标

▶▶ **知识目标**

能够简述一篇完整的病例包括哪些内容；掌握体格检查的要点及方法。

▶▶ **技能目标**

能够在学习了病历资料的收集后书写一篇完整的住院病历；能够完成一个完整的体格检查。

▶▶ **素质目标**

具有细心严谨的工作作风；能与小儿良好沟通。

二、重点与难点

（一）重点

1.掌握病例书写要点，包括一般项目、主诉、现病史、既往史、个人史、家族史、系统回顾等。

2.掌握体格检查的要点及方法。

（二）难点

1.熟悉成人病例与小儿病例书写中的不同点。

2.掌握不同年龄段小儿的体格检查重点。

三、实训内容

（一）操作前准备

1. 物品准备 体重计、温计计、血压计、皮尺或测量床、听诊器、压舌板、棉签、叩诊锤、手电筒、手表、钢笔、儿童玩具等；

2. 环境准备 光线、温度适宜。

3. 操作者准备 操作员应洗手、戴帽子、口罩、手套。

（二）操作步骤

按每2～3人一组分若干组，分别询问病史，做体格检查，参阅实习指导，整理原始资料，按儿科完整病历书写格式及内容。每人写一份交指导老师评阅。

儿科住院病历的内容与要求：病史采集必须真实、完整、系统、条理、规范。体查时应态度和蔼，动作轻柔、举止端庄，取得合作。

1. 一般资料 姓名、年龄（如3天；7个月；1岁3个月）、性别、籍贯（省、市、县）、民族、现在住址、父母姓名、年龄、职业、住址。入院日期、病历书写日期、病史叙述者及其可靠性。

2. 主诉 就诊的主要原因、发病情况和时间。

3. 现病史 围绕主诉详细地记录从起病到就诊时疾病的发生、发展及其变化的经过和诊治情况。主要包括以下内容。

（1）起病的情况 何时、何地、如何起病、起病的缓急、发病的可能原因和诱因。

（2）主要症状的发生和发展情况 按主要症状发生的先后详细描述，直至入院时为止。包括症状的性质、部位、程度、持续的时间、缓慢或加剧的因素以及伴随的症状。对慢性患儿及反复发作的患儿，应详细记录描述第一次发作的情况，以后过程中的变化以及最近发作的情况，直至入院时为止。

（3）伴随症状 注意伴随症状与主要症状的相互关系，伴随症状发生的时间特点和演变情况，与鉴别诊断有关的阴性症状也应记载。

（4）诊治经过 曾在何时何地就诊，做过的检查及结果，诊断与治疗情况，效果如何、有无不良反应等。应重点扼要地加以记录。特殊药物（如洋地黄制剂）要记明用法，剂量和时间。

（5）患儿病后的一般情况 简要叙述患儿起病以来的食欲、精神、大小便、睡眠和体重的变化。

4. 既往史 既往健康情况，一向健康还是多病。既往患过何种疾病，患病时的年龄、诱因症状、病程治疗经过、有无并发症或后遗症。诊断肯定者可用病名，但应加引号；诊断不肯定者则简述其症状，注意与现患疾病相同或类似的疾病。记录药物过敏史，外伤手术史，最近有无传染病接触史，预防接种史。

5. 个人史

（1）生产史 3岁以内的患儿必须询问；3岁以上的患儿可重点询问，包括胎次、是否足月、顺产或难产、接生方式、出生时体重及一般情况，如哭声大小、皮肤颜色、有无产伤、窒息、抽搐及Apgar评分等。母亲是否有特殊嗜好，如吸烟、喝酒。母孕期的营养情况以及孕期是否患过其他疾病，服过哪些药物，是否接触过X线或放射性核素检查或治疗。

（2）喂养史 3岁以内患儿必须询问，3岁以上患儿可重点询问。详细询问喂养方式，母乳分泌量是否充足；人工喂养儿以何种乳品为主，如何配制、喂哺的次数及量。添加辅食的种类与时间，断乳时间。对年长儿要询问饮食的习惯（有无偏食、挑食、厌食）、食欲情况。

（3）生长发育史 3岁以内患儿必须详细询问；3岁以上的患儿重点询问，若所患疾病与发育史有密切关系，应详细询问。体格生长：结合年龄进行询问。如抬头、挺胸、独坐、爬行、站立、扶走、跑、跳，出牙的时间、出牙的数目及顺序。智力发育：结合年龄了解何时大笑、认识熟人、发单音及说短句，已入学者应了解在校读书的成绩和行为表现。

（4）生活史　居住条件、户外活动、晒太阳、生活有无规律、睡眠时间、个人卫生习惯。

6. 家族史　父母年龄、职业及健康状况，是否近亲结婚，家庭经济情况，居住环境，家中有无遗传性疾病，有无急、慢性传染病（如肝炎、结核）及患儿相似疾病的患者。

一般情况下，3岁以内的患儿均应详细书写生活史、喂养史、发育史以及免疫史。3岁以上的患儿仅书写与本次发病有密切关系的生产史、喂养史、发育史以及免疫史。大于7岁的患儿则应书写系统查询结果。儿科系统查询内容如下。

（1）呼吸系统　咳嗽、吐痰、气喘、咯血、胸痛、低热、盗汗、肺炎史等。

（2）心血管系统　心慌、气促、胸闷、心悸、发绀、水肿等。

（3）消化系统　呕吐、恶心、腹泻、腹痛、腹胀、便秘、黄疸等。

（4）泌尿系统　血尿、水肿、尿急、尿频、尿痛、少尿、多尿、遗尿等。

（5）血液系统　头晕、乏力、眼花、出血、气促、发热、淋巴结肿大、肿块等。

（6）内分泌及代谢系统　多饮、多食、多尿、口渴、消瘦或肥胖、四肢短小、匀称矮小等。

（7）关节及运动疾病　关节红、肿、热、痛，活动受限，关节畸形，跛行，肌肉乏力、萎缩、震颤等。

（8）神经系统　抽搐、昏迷、瘫痪、精神异常等。

7. 体格检查

（1）一般测量　体温、脉搏（次/分）、呼吸（次/分）、血压（病情需要或5岁以上者测量）、体重、身高（长），结合患儿病情需要可测量头围、胸围上部量和下部量。

（2）一般情况　发育（好、中、差）、营养（好中差）、体位（自动、被动、强迫）、病容（急、慢、轻、危重）、神志（清楚、模糊、昏睡、谵妄、昏迷）、步态、表情和面容（安静、淡漠、痛苦、恐慌）、检查是否合作。

（3）皮肤及皮下组织　色泽（红润、潮红、发绀、苍白、黄疸、色素沉着）、水肿（部位、性质、程度）、皮疹、出血点、紫斑、蜘蛛痣、皮肤弹性、毛发分布、皮下脂肪厚度（检查方法：在锁骨中线与脐孔水平交叉点，检查者从右手拇指与食指相距3cm与腹壁垂直，在腹壁上滑行，捏起皮脂层，再测量拇指与食指间同一平面的腹壁皮下脂肪厚度），皮下结节、溃疡、瘢痕。

（4）浅表淋巴结　浅表淋巴结肿大应描述其部位、数目、大小、质地、压痛、活动度，有无粘连、瘘管、瘢痕。

（5）头部及头部器官　头颅大小、形状，有无颅骨软化（乒乓球感）；颅骨缝、前囟门、后囟门是否闭合，前囟大小（以菱形对边中点线记录）、紧张度（平坦、突出、凹陷）、头发分布及颜色光泽。

1）面部　有无特殊面容。

2）眼　眼球有无突出、震颤；眼眶有无下陷；眼裂是否对称；眼睑有无水肿、外翻、下垂，结合膜有无充血、滤泡、颗粒；巩膜有无黄疸；角膜有无混浊、溃疡、云翳、白斑；眼球活动有否受限；视力如何；瞳孔形状、大小，双侧是否等大，对光反应是否存在。

3）耳　听力，外耳道有无流脓，耳屏及乳突有无压痛。

4）鼻　有无畸形、堵塞、排液，鼻窦区有无压痛，鼻唇沟是否对称。

5）口腔　气味，口腔黏膜颜色，有无斑疹溃疡、色素沉着。

6）唇　有无发绀、疱疹、溃疡、皲裂、唇裂。

7）齿　牙齿数目，有无缺齿、龋齿，齿龈有无红、肿、齿槽溢脓、色素沉着和出血。

8）舌　舌苔与乳突颜色，伸出方向、震颤，舌系带是否过短。

9）咽　有无充血及分泌物；扁桃体大小、充血、渗出物、假膜；喉发音有无嘶哑。

10）颈部　是否对称，有无强直，颈静脉是否怒张，有无颈动脉异常搏动，气管位置有无移位，甲状腺（大小、硬度、压痛、搏动、杂音、震颤、结节感）。

（6）胸部　胸廓的形状、对称性，有无压痛；有无异常搏动和畸形（鸡胸、漏斗胸、桶状胸、心前区隆起、肋骨串珠、肋缘外翻、赫氏沟）；呼吸运动是否对称，是否受限。

1）肺部

①望诊：有无软组织下陷，呼吸运动是否对称，呼吸频率、节律和深度。

②触诊：语音震颤（可利用患儿哭啼声音）的改变（增强、减弱），是否对称，有无压痛，有无摩擦感和皮下捻发感。

③叩诊：叩诊音的性质（清音、浊音、实音、鼓音、过清音）左右两侧是否对称。

④听诊：呼吸音强弱，左右两侧是否对称，啰音性质（干性、湿性）、部位（满肺、双肺背基底部、右肺背基底部、左肺背基底部）、程度（大量、中量、少量、偶闻），有无胸膜摩擦音、气管呼吸音。

2）心脏及血管

①望诊：心尖搏动位置、范围及强度，心前区有无隆起。

②触诊：心尖搏动位置、范围，有无震颤（收缩期、舒张期或连续性）。

③叩诊：3岁以内婴幼儿除心脏血管疾病外，一般不叩心界。3～7岁的儿童可叩心界。叩左界时，应在心尖搏动部位左侧起自左而右。如发觉有浊音改变则为左界。同时以左乳线作为标准记录在内或在外多少厘米。叩右界时应在肝浊音界上一肋间水平自右而左，有浊音改变即为右界。以右胸骨线（即胸骨右缘）外多少厘米来记录。7岁以上年长儿按成人方法检查记录。

作出心脏是否扩大的判别。

④听诊：心音强弱、心率、节律、有无杂音，有杂音则要求检查杂音部位、强弱、性质、时期、传导与否，摩擦音。各瓣膜区均要仔细听诊（同内科诊断学）。

⑤血管：桡动脉搏动强度、节律，有无水冲脉、奇脉、交替脉、脉搏短绌、射枪音、毛细血管搏动。

（7）腹部

①望诊：外形（平坦、饱满、膨隆如球形或蛙式腹、凹陷如舟状腹），腹部呼吸运动，肠型，蠕动波，血管曲张及血液流向，新生儿脐部有无出血、分泌物。

②触诊：腹软或腹肌痉挛；压痛、反跳痛；有无包块，如有应记录包块的部位大小、边缘清楚与否、硬度、表面光滑或结节感、压痛、搏动、移动度；肝脏脾脏是否肿大，其大小记录同成人；液波震颤。

③叩诊：有无移动性浊音。

④听诊：肠鸣音有无增强、减弱或消失，有无腹部血管杂音。

（8）脊柱四肢　脊柱有无畸形（脊柱侧凸、前凸、后凸、僵直、压痛）；四肢有无畸形、手镯、脚镯、"O"形腿、"X"形腿、杵状指（趾）、多指（趾），肌肉有无萎缩，关节有无畸形，有无红、肿、痛、热、活动障碍。

（9）肛门　肛周皮肤有无充血、皮疹、瘘管，有无脱肛、肛裂、畸形。

（10）外生殖器

1）男孩　两侧睾丸是否下降，有无包茎或包皮过长、阴囊水肿、腹股沟斜疝或阴囊鞘膜积液。

2）女孩　外生殖器有否畸形，外阴是否清洁，阴道有无分泌物。

（11）神经系统　四肢肌张力有否异常。

1）运动　有无瘫痪、不自主运动。

2）反射　浅反射（腹壁反射、提睾反射）、深反射（膝腱反射）。

3）病理征　布氏征、克氏征、踝阵挛、巴氏征等。

8. 辅助检查　记录院 24 小时内所做的检查。入院前已做过可以不再重复，但要注明门诊检查及其检查日期。

9. 摘要

（1）姓名、年龄、性别、籍贯、入院日期。

（2）主诉，与完整病历同。

（3）现病史重点内容摘录，主要的阳性症状与诊断有关的阴性症状。

（4）与现病史及诊断有关的个人史、既往史及家庭史。

（5）体格检查的重要阳性和重要阴性体征，并且按系统顺序记录。

（6）实训室检查及其他检查结果。

10. 诊断依据　重点呼第一诊断的诊断依据，每一诊断的依据应分开写，不可将所有诊断的依据混写在一起。

11. 鉴别诊断　写出主要诊断的鉴别诊断病名及鉴别依据。

12. 入院诊断　写出入院诊断，主要诊断应写在前面。

13. 诊疗计划　根据病情定出初步的诊断治疗计划，如进一步做哪些检查、采取哪些治疗措施等。

14. 医师签名

（三）注意事项

1. 为小儿进行体格检查时，要注意保护小儿的隐私，同时保证有家长或第三者在场。

2. 为婴幼儿检查时，要注意检查的顺序，在小儿配合的时候，检查难检查及不容易配合的内容，再检查容易检查的部位。

五、测试练习与解析

1. 一份完整的小儿病例应包括（　　）内容

　　A. 一般项目　　　　　　　B. 主诉　　　　　　　　C. 现病史

　　D. 既往史　　　　　　　　E. 个人史

答案解析

2. 主诉概括一般不超过（　　）字

　　A. 10　　　　　　　　　　B. 12　　　　　　　　　C. 15

　　D. 17　　　　　　　　　　E. 20

3. 腹部体格检查的顺序是（　　）

　　A. 视触叩听　　　　　　　B. 视听叩触　　　　　　C. 听视叩触

　　D. 视听触扣　　　　　　　E. 触听视叩

实训三　新生儿暖箱和蓝光箱的使用

一、学习目标

▶▶ 知识目标

能简述暖箱的入箱条件、出箱条件及注意事项；蓝光的治疗原理。

▶▶ 能力目标

会使用暖箱，能根据新生儿的出生体重及出生日龄调节箱内温度。

▶▶ 素质目标

具有严格细致和认真负责的工作态度，能与患儿家长良好沟通。

二、重点与难点

（一）重点

1.暖箱的入箱条件、出箱条件及注意事项。

2.使用蓝光箱的注意事项。

（二）难点

1.根据新生儿出生体重及日龄调节箱内温度。

2.蓝光箱的使用原理及适应证。

三、适应证与禁忌证

（一）适应证

1. 暖箱

（1）体重低于2000g的婴儿　体重过轻的婴儿体温调节中枢发育不完全，难以维持稳定的体温，暖箱可提供恒定的温暖环境，确保婴儿的正常生长和发育。

（2）异常新生儿　如新生儿窒息、呼吸窘迫、低血糖等，暖箱可以提供稳定的温度，帮助患儿维持正常的生理状态，并为进一步的治疗提供条件。

（3）体温不升的患儿　对于各种原因导致体温长时间不升的患儿，暖箱能够提供温暖的环境，促进患儿体温的回升，预防低温相关的并发症。

2. 蓝光箱

（1）新生儿溶血病。

（2）各种原因引起的血清总胆红素大于256μmol/L。

（3）胆红素代谢先天缺陷。

（二）禁忌证

1. 暖箱

（1）出血性疾病　如血友病、DIC等，患儿在暖箱中可能因温度控制不当导致出血加重。

（2）先天性心脏病　对于某些先天性心脏病患儿，特别是伴有心功能不全或循环障碍的患儿，暖箱的高温环境可能加重心脏负担，加重患儿的病情。

（3）高热或散热障碍　高热患儿在暖箱中可能因散热障碍导致体温升高，加重病情。同时，对于存在散热障碍的患儿，如汗腺发育不良、无汗症等，也不宜使用暖箱。

（4）对暖箱材质过敏　某些患儿可能对暖箱的材质产生过敏反应，如皮肤瘙痒、红斑等，这类患儿应避免使用暖箱。

2. 蓝光箱

（1）直接胆红素大于68.4μmol/L。

（2）心、肺、肝脏功能损害。

（3）有出血倾向。

（4）呕吐或腹泻表现。

四、实训内容

（一）操作前准备

1. 物品准备　暖箱、蓝光箱、婴儿单衣、眼罩、温度计、湿度计、蒸馏水。

2. 环境准备　光线适宜，无阳光直射和对流风。

3. 人员准备　洗手，带帽子、口罩、手套。

（二）操作步骤

1. 暖箱

（1）将已经清洁消毒的暖箱置于温暖无风地带，避免放在门口及窗口。

（2）检查结构功能是否正常，铺好床单。

（3）湿度发生器内加蒸馏水，每天更换。

（4）接通电源，打开电源开关。

（5）按婴儿体重、日龄、胎龄从中性温度表上选择正确起点箱温，湿度保持在55%～65%。

（6）暖箱温度达到预定值后将婴儿置入暖箱。

（7）婴儿在暖箱内应裸身或仅着少量单衣，尿布。

（8）使用中密切注意：①婴儿体温（至少每4小时测量体温一次）。②四肢是否温暖。③暖箱温度。按检查结果，调整箱温直至婴儿连续两次体温均在36.5℃左右。

2. 蓝光箱（图4-3-1）

（1）采用波长425～475nm的蓝光最为有效，有单面光和双面光，灯管和皮肤的距离33～50cm。

（2）清洁消毒蓝光箱，接通电源，箱温升至患儿适中温度，相对湿度55%～65%。

（3）患儿全身裸露入箱，戴好眼罩，用尿布遮住会阴部，使患儿皮肤均匀受光。记录开始照射的时间。

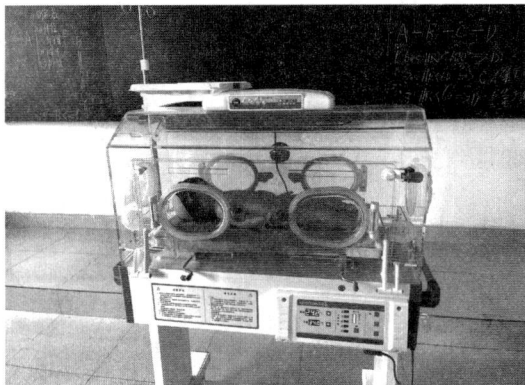

图 4-3-1　蓝光箱

（三）注意事项

1. 暖箱

（1）注意暖箱保养，每天清洁消毒暖箱，可用1∶200～1∶100的施康消毒液擦洗消毒。水箱内的水每天更换，以免细菌在其中生长繁殖。患儿出箱后行终末消毒处理，可用1∶200～1∶100的施康消毒液彻底擦洗消毒。

（2）使用时暖箱不宜放在阳光直射、有对流风或取暖设备附近及其他各种冷、热风直吹处，并尽量减少开箱门，以利于保持恒温。

（3）一切操作、体检应通过操作孔进行。

（4）使用中密切观察电源开关是否保持开启，设定箱温及箱内温度是否符合要求。

（5）活动过多、哭吵多的婴儿应适当使用镇静剂。

（6）暖箱中的婴儿需外出检查或出箱操作时需用温暖的包被包裹。

2. 蓝光箱

（1）光疗期间保证水分和营养供给。

（2）光疗期间每小时测体温1次，若体温超过38.5℃，要暂停光疗。

（3）光疗期间严密监测血清胆红素的变化，以判断疗效；观察患儿的精神状态及生命体征；观察皮肤黄疸消退的情况以及有没有皮肤发红、皮疹；观察大小便等。若有情况，及时处理。

五、测试练习与解析

1. 在使用暖箱时，以下操作不正确的是（ ）

　　A. 确保暖箱内部干燥，避免湿度过高

　　B. 暖箱的温度设置应根据患儿的年龄和体重进行调整

　　C. 暖箱可以放置在阳光直射的地方，以便充分利用自然光

　　D. 暖箱应定期清洁和消毒，以确保无菌环境

　　E. 无菌蒸馏水每天更换一次

答案解析

2. 暖箱的主要作用是（ ）

　　A. 提供恒定的温度环境，帮助患儿维持正常的体温

　　B. 促进患儿的皮肤血液循环

　　C. 治疗患儿的呼吸系统疾病

　　D. 提供舒适的睡眠环境

　　E. 减轻患儿黄疸的程度

3. 新生儿暖箱适用于（ ）

　　A. 出生体重低于2000g的早产儿

　　B. 新生儿体温过高

　　C. 新生儿黄疸

　　D. 新生儿呼吸窘迫综合征

　　E. 有脓疱疮、尿布疹需要暴露的婴儿

实训四 新生儿复苏

一、学习目标

▶▶ 知识目标

能说出新生儿复苏的目的及新生儿复苏的基本步骤。

▶▶ 能力目标

会在模拟人身上完成整套新生儿复苏过程。

▶▶ 素质目标

具有严谨的工作作风和严格细致和认真负责的工作态度，能与患儿家长有效沟通。

二、重点与难点

（一）重点

1.初步评估的内容。

2.球囊面罩的使用手法。

3.正压通气和胸外按压的配合。

（二）难点

1.正压通气和胸外按压的配合。

2.给药的指征及途径、浓度、剂量。

三、适应证与禁忌证

（一）适应证

1.**心搏骤停** 当新生儿的心率长时间低于60次/分或无法检测到心搏时，应立即进行复苏。心搏骤停可能是由多种原因引起的，包括窒息、缺氧、窒息综合征等。

2.**严重呼吸暂停** 当新生儿无法自主呼吸或呼吸频率低于正常范围（通常低于30次/分）时，应考虑进行复苏。

3.**宫内窘迫** 如果新生儿在分娩过程中表现出宫内窘迫的迹象，如心率下降、羊水污染等，也应考虑进行复苏。

4.**出生时窒息** 当新生儿在出生后无法自主呼吸或需要额外的呼吸支持时，需要进行复苏。出生时窒息可能是由多种原因引起的，如早产、难产、胎盘早剥等。

（二）禁忌证

1.**胸廓畸形或脊柱损伤** 当新生儿存在胸廓畸形（如鸡胸、漏斗胸等）或脊柱损伤时，进行胸外按压可能会导致进一步的伤害。在这种情况下，复苏时应避免胸外按压，而是采用其他复苏措施，如人工呼吸和氧疗。

2.**明显头颅损伤或颅内出血** 如果新生儿存在明显的头颅损伤或颅内出血，强烈的复苏操作（如用力拍打足底、胸外按压等）可能会增加颅内压力，加重损伤。在这种情况下，复苏操作应谨慎进行，并尽量避免可能导致颅内压升高的操作。

3. 严重疾病影响复苏效果　当新生儿患有严重疾病（如先天性心脏病、呼吸衰竭等）时，即使进行复苏操作，也可能难以恢复其生命体征。在这种情况下，复苏应被视为姑息治疗，以缓解新生儿的不适症状为主，而非追求完全恢复。

四、实训内容

（一）操作前准备

1. 物品准备　气囊、面罩和氧源、肩垫、听诊器、擦干新生儿用的毛巾和毯子。

2. 环境准备　温度、光线适宜。

3. 人员准备　洗手，戴帽子、口罩、手套。

（二）操作步骤

1. 口述 4 个评价新生儿状况的问题

（1）足月吗?

（2）羊水清吗?

（3）有哭声或呼吸吗?

（4）肌张力好吗?

2. 复苏初步步骤（30 秒）

（1）将新生儿放在预热的辐射保温台上。

（2）摆正体位（鼻吸气位）。

（3）清理呼吸道，先口后鼻（必要时气管插管）。

（4）擦干全身拿开湿毛巾。

（5）给予刺激，重新摆正体位。

（6）评估呼吸、心率、氧饱和度或肤色（4~5 秒）。

3. 正压人工通气（30 秒）

（1）报告正压通气指征。

（2）选择气囊，接上氧源，选择合适型号的面罩，检查气囊，将新生儿的头部摆正到鼻吸气位，将气囊和面罩放置在新生儿面部。

（3）正压人工呼吸 30 秒（频率：40~60 次/分；压力：胸部略见起伏）。

（4）评估呼吸、心率、氧饱和度或肤色（4~5 秒）。

4. 胸外按压

（1）报告胸外按压的指征。

（2）按压位置　胸骨的下 1/3 处。

（3）按压手法　双指法或拇指法。

（4）按压深度　胸廓前后径的 1/3。

（5）按压频率　按压通气比例为 3:1，即 3 次按压配合 1 次通气，每分钟 90 次按压和 30 次呼吸，约 120 个动作。

（6）评估　30 秒胸外按压后，听心率 6 秒，心率小于 60 次/分，继续胸外按压（并使用药物和气管插管），若心率大于 60 次/分，停止胸外按压继续人工呼吸。

5. 药物治疗

（1）肾上腺素指征　心搏停止或在 30 秒的正压人工呼吸和胸外按压后，心率持续<60 次/分。

剂量：静脉剂量是1∶10000肾上腺素溶液0.1～0.3ml/kg的（0.01～0.03mg/kg），气管注入剂量是1∶10000肾上腺素溶液0.5～1ml/kg的（0.05～0.1mg/kg），必要时3～5分钟重复1次。

（2）扩容的剂量和用法　0.9%氯化钠溶液，推荐剂量：10ml/kg，脐静脉。

6.评价

（1）复苏过程中随时评价新生儿的皮肤、呼吸、心率、喉反射、肌张力，为确定进一步的抢救提供依据，记住随时保证呼吸道的畅通，注意摆正体位。

7.操作后整理

（1）复苏后的新生儿可能有多器官损害的危险，应继续监护，包括：①体温管理。②生命体征监测。③早期发生并发症。

（2）整理物品，终末处置，洗手，记录。

（三）注意事项

1.心肺复苏及时　当新生儿出现心搏骤停或呼吸暂停等情况时，应立即进行心肺复苏操作。医护人员应熟悉心肺复苏的步骤和技巧，确保在紧急情况下能够迅速而准确地进行复苏操作。

2.力度适中　复苏过程中，无论是胸外按压还是人工呼吸，都需要保持适当的力度。过轻的力度可能无法达到复苏的效果，而过重的力度则可能对新生儿造成伤害。医护人员应根据新生儿的体重、年龄和病情，调整复苏操作的力度。

五、测试练习与解析

1.新生儿复苏时，每次胸外按压的深度应该是（　　）

　A. 1～2cm　　　　　　　　B. 2～3cm　　　　　　　　C. 3～4cm

　D. 4～5cm　　　　　　　　E. 5～6cm

2.新生儿复苏时，胸外按压的频率应该是（　　）

　A. 60次/分　　　　　　　　B. 80次/分　　　　　　　　C. 100次/分

　D. 120次/分　　　　　　　E. 130次/分

3.在新生儿复苏中，通气应使用哪种方式（　　）

　A. 口对口呼吸　　　　　　　B. 口对鼻呼吸　　　　　　　C. 面罩通气

　D. 气管插管通气　　　　　　E. 呼吸机通气

答案解析

实训五　小儿心肺复苏

一、学习目标

▶▶ **知识目标**

能说出小儿心肺复苏的目的及小儿心肺复苏的基本步骤。

▶▶ **能力目标**

会在模拟人身上完成整套小儿心肺复苏过程。

▶▶ 素质目标

具有严谨的工作作风和严格细致和认真负责的工作态度，能与患儿家长有效沟通。

二、重点与难点

（一）重点

1.人工呼吸和胸外按压的先后顺序。

2.人工呼吸和胸外按压的比例。

（二）难点

小儿心肺复苏与新生儿心肺复苏的区别。

三、适应证与禁忌证

（一）适应证

意识丧失、心搏骤停、呼吸停止或呼吸衰竭等危及生命的状况。这些状况可能由溺水、窒息、窒息性胸痛、电击伤、严重心律失常等引起。在这些紧急情况下，及时启动心肺复苏程序，可以为患儿争取宝贵的抢救时间。

（二）禁忌证

1. **胸部外伤、畸形** 当患儿存在胸部外伤或畸形时，进行心肺复苏可能会加重胸部损伤，导致更多的出血或组织损伤。在这种情况下，应先对胸部伤口进行紧急处理，并考虑其他替代的复苏方法。

2. **心包填塞、积液** 心包填塞或积液时，心脏的功能已受到严重限制。进行心肺复苏不仅无法有效恢复心脏功能，还可能加重心包压力，导致心搏骤停。因此，在存在心包填塞或积液的情况下，应先进行心包减压或其他紧急处理。

四、实训内容

（一）操作前准备

1. **物品准备** 硬板床、纱布两块、模拟人、简易呼吸气囊、棉签、手电筒、手消液、记录单、必要时备呼吸机、除颤器、氧气装置、吸痰装置等急救器材。

2. **环境准备** 环境宽敞安全。

3. **人员准备** 洗手，戴帽子、口罩、手套。

（二）操作步骤

1. **判断患儿意识** 轻摇或手拍患儿双肩并附身分别对左右耳大声呼叫患儿"宝宝醒醒,宝宝醒醒"。

2. **快速检查有无呼吸和脉搏**

（1）安置体位，去枕平卧，置按压板。

（2）解开衣领、腰带。

（3）判断大动脉：成人与儿童触摸颈动脉，婴儿触摸肱动脉或股动脉，判断时间5～10秒，口述"大动脉搏动消失"。

3. **胸外心脏按压**

（1）双指按压法（图4-5-1）

1）将婴儿置于坚硬、平坦的表面。

2）将2根手指放在婴儿胸部的中央（略低于乳头连线，在胸骨的下半部分）。不要按压胸骨尖端。

3）按照100~120次/分的速率进行按压。

4）按压深度至少应为婴儿胸廓前后径的1/3（约4cm）。

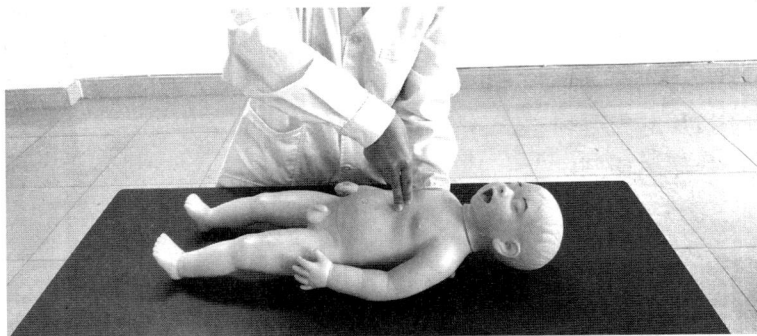

图4-5-1　双指按压法

5）每次按压结束后，确保胸廓完全回弹（重新扩张）；不要倚靠在患儿胸上。胸外按压次数和胸廓回弹次数应该大致相同。按压中断间隔尽量减少到10秒钟以内（例如，给予人工呼吸）。每30次按压之后，以仰头提颏法开放气道并给予2次人工呼吸，每次持续1秒。每次通气应当使胸廓隆起。

6）大约做完5组或2分钟的CPR后，如果您仍是一个人且没有人启动应急反应系统，则离开婴儿（或者带上婴儿），启动应急反应系统并取来AED。

7）继续按照30∶2的比率实施胸外按压和人工呼吸。如果有可能，应该尽早使用AED。继续进行，直到高级生命支持实施人员接管或者婴儿开始呼吸、活动或有反应。

（2）双拇指环绕法

1）将婴儿置于坚硬、平坦的表面。

2）两根拇指并排放在婴儿胸部的中央处，在胸骨的下半部分。操作者拇指可以交叠在非常小的婴儿身上。用双手的手指环绕婴儿的胸部并支撑婴儿的背部。

3）用手环绕胸部，使用两根拇指以100~120次/分的速率按压胸骨。

4）按压深度至少应为婴儿胸廓前后径的1/3（约4cm）。

5）每次按压之后，释放胸骨的全部压力，并让胸廓完全回弹。

6）每15次按压之后，暂停片刻以便让第二名施救者以仰头提颏法开放气道并给予2次人工呼吸，每次持续1秒。每次通气应当使胸廓隆起。按压中断时间（例如，给予人工呼吸）尽量控制在，10秒以内。

7）继续按照15∶2的比率（针对双人施救而言）实施胸外按压和人工呼吸。

4. 开放气道

（1）双手轻转头部，检查口腔，去除异物（疑有颈椎骨折除外）。

（2）开放气道：仰面抬颌法、仰面抬颈法、托下颌法。

5. 人工呼吸两次　口对口、口对鼻：捏鼻—撑口—正常吸气—吹气—抬头看胸廓起伏—松手吹气，时间大于1秒。

6. 重复　完成五个循环呼吸周期。

7. 评估　判断心肺复苏是否有效（判断大动脉及呼吸是否恢复，时间5~10秒，口述"自主呼吸恢复，大动脉搏动恢复"，再观察瞳孔、四肢末梢循环情况），报告复苏成功及时间。

8. 整理　患儿去枕平卧头偏向一侧，转送ICU进一步救治，示意结束，洗手（七部洗手法），记录。

9. 整理记录　复苏成功后，使患儿处于恢复体位，整理用物并记录。

（三）注意事项

1.**按压部位** 婴儿：乳头连线下方胸骨；儿童：1/2 胸骨下方；成人：胸骨下半部。

2.**按压深度** 胸骨下陷深度至少为胸部前后径的 1/3（婴儿约为 4cm，儿童约为 5cm，成人至少 5cm。

3.**按压频率** ≥ 100 次 / 分（新生儿 120 次 / 分）。

4.**按压方法** 双指按压法、双手环抱法、单掌按压法、双手按压法。

5.**按压要点** ①肘关节伸直，保证每次按压的方向与胸骨垂直；②不改变按压部位、松弛时手不离按压部位，不作冲击或猛式按压；③平稳按压、下压与放松时间相等；④保证每次按压后让胸部充分复原；⑤尽量减少中断按压的频率和时间。

五、测试练习与解析

1.在进行小儿心肺复苏时，判断动脉搏动的时间应该是（ ）

    A. 3～5 秒　　　　　　　　B. 5～10 秒　　　　　　　C. 10～15 秒

    D. 15～20 秒　　　　　　　E. 60 秒

答案解析

2.小儿心肺复苏时，按压的深度应该是（ ）

    A. 2～3cm　　　　　　　　B. 3～4cm　　　　　　　　C. 4～5cm

    D. 5～6cm　　　　　　　　E. 7～8cm

3.小儿心肺复苏时，胸外按压的速率应该是（ ）

    A. 60～80 次 / 分　　　　　B. 80～100 次 / 分　　　　C. 100～120 次 / 分

    D. 120～150 次 / 分　　　　E. 130～150 次 / 分．

实训一 气管插管术

一、学习目标

▶▶ 知识目标

掌握气管插管术的基本原理和操作步骤；熟悉气管插管术的适应证和禁忌证。

▶▶ 能力目标

清楚气管插管术的并发症及其处理方法，能够独立完成气管插管术的操作。

▶▶ 素质目标

具备与患者有效沟通的能力，并倾听患者的反馈和疑虑；能够与团队成员协作。

二、重点与难点

（一）重点

1.气管插管术的基本原理和操作步骤。

2.气管插管术的适应证和禁忌证。

（二）难点

1.正确评估患者气道情况，确定是否适合气管插管。

2.熟练使用喉镜暴露声门，确保气管插管顺利进行。

3.掌握导管插入气管内的技巧，避免误插和损伤。

三、适应证与禁忌证

（一）适应证

1.自主呼吸突然停止者。

2.不能满足机体的通气和氧气供应需要而需机械通气者。

3.不能自主清除上呼吸道分泌物、胃内容物反流或出血随时有误吸者。

4.存在上呼吸道损伤、狭窄、阻塞等影响正常通气者。

5.中枢性或周围性呼吸衰竭者。

（二）禁忌证

1.喉头水肿、气道急性炎症、喉头黏膜下血肿、插管创伤引起的严重出血者；除非急救，禁忌气管内插管。

2.咽喉部烧灼伤、肿瘤或异物存留者。

3.主动脉瘤压迫气管者。插管易造成动脉瘤损伤出血为相对禁忌证。

4.下呼吸道分泌物潴留难以从插管内清除者。

5.其他，如颈椎骨折、脱位者。

6.出血性血液病。

四、实训内容

（一）操作前准备

1.物品准备

（1）气管插管器械（气管插管包） 包括气管插管导管（正常成人多选择7号）、导丝、喉镜（需安装并检查是否性能良好）、牙垫、胶带等。

（2）吸氧设备 简易呼吸气囊或呼吸机等。

（3）评估工具 听诊器或监护仪等。

（4）无菌操作所需物品 无菌手套、口罩等。

（5）麻醉药品和麻醉设备（根据实际情况准备）。

（6）急救药品和急救设备 如肾上腺素、呼吸兴奋剂、气管切开包等。

2.患者准备

（1）评估患者病情和气道情况，确认需要进行气管插管，同时排除禁忌证，与患者或家属签署知情同意书。

（2）在实施气管插管前，给予患者吸纯氧2~3分钟，确保操作过程中患者的供氧。

（3）评估患者意识状态：气管插管患者需处于昏迷或咽反射消失的状态，必要时考虑适当给予镇静剂及肌松药。

（二）操作步骤

1.患者取仰卧位，肩下垫枕，头后仰，使口腔、咽喉及气管处于同一纵轴方向。

2.常规实施有关检查如鼻腔、牙、张口度、颈部活动度、咽喉部等情况，清除口、鼻、咽内分泌物，除去义齿。

3.检查气管导管气囊密闭性是否良好：向内注射空气后挤压，确认无漏气后抽空空气，并在气管导管尖端涂抹液状蜡油润滑。

4.取出气管导丝，塑形成约45°弧形，置入气管导管内，导丝尖端不可超出气管导管，以距导管尖端0.5~1cm为宜。

5.左手持喉镜，沿舌背弯度徐徐插入，至舌根部轻轻挑起会厌软骨，即可显露声门。注意手持喉镜向前向上发力，不可利用上牙床做杠杆撬动。

6.待吸气声门开放，右手持气管导管迅速插入气管内，拔出导丝，继续将导管插至尖端距门齿20~24cm。放置牙垫，退出喉镜。

7.管导管前端气囊注入空气3~5ml，以封闭导管和气管壁之间的空隙。

8.检查气管导管外口有无气体随呼吸排出，或听诊两侧肺部呼吸音是否一致。

9.确认插管无误后，再将其和牙垫一起固定，防止脱出或误位。连接呼吸机或氧气输送装置，保证患者通气。

10.操作完成后整理好所有器械，清洁工作台；要注意观察患者，确保气管插管后无不适症状。

（三）注意事项

1.插管操作中必须轻柔，选择导管的大小以能容易通过声门裂为度，太粗或暴力插入易致喉、气管损伤，太细则不利于呼吸。

2.导管尖端通过声门后再深入 5～6cm，使套囊全部越过声门，不要误入一侧支气管或食管。

3.套囊充气以恰好封闭导管与气管壁间隙为度，勿盲目注射大量空气而造成气管壁缺血坏死。

4.放置好手术体位后应试行气管内吸引，并检查导管是否通畅。

5.插管前应达到足够的麻醉深度，因非麻醉状态下的气管插管可引起患者剧烈呛咳、支气管痉挛，严重者可出现心律失常、心搏骤停。

（四）并发症及处置

1. **软组织损伤**　气管插管操作、固定导管的过程中都有可能造成牙齿折损、脱落及呼吸道黏膜的损伤。插管后咽喉疼痛或伴声音嘶哑时有发生，主要因咽喉部黏膜上皮受损、声带充血水肿引起，一般无须特殊治疗，可以自愈。

2. **急性呼吸道梗阻**　缺氧、浅麻醉下插管可诱发喉痉挛，造成急性呼吸道梗阻。治疗措施主要包括气供氧、纠正病因、加深麻醉、采用轻度呼气末正压，必要时使用小剂量琥珀胆碱解痉等。导管扭曲、折叠、滑脱后血液、分泌物以及胃内容物等易误入气道，亦可导致急性呼吸道梗阻。应注意密切观察，并及时应用吸引器吸除。

3. **呼吸道炎症**　导管摩擦可导致咽喉部或气管壁黏膜充血水肿、上皮细胞脱落，引起咽喉炎、气管炎。临床上表现为咽喉疼痛不适、咳嗽咳痰。轻症者一般能自愈，必要时也可使用抗生素治疗。

4. **应激反应**　插管操作可引起机体应激反应，如高血压、心动过速、心动过缓、呛咳和颅内压增高等。插管前充分给氧、完善表面麻醉、使用麻醉性镇痛药对减弱和消除应激反应有很好的预防作用。静脉注射钙通道阻断药、扩血管药或 β 受体阻断药可明显降低插管引起的心血管反应。

5. **导管滑脱**　导管插入过浅或患者体位变动易出现导管脱出，需重复操作，再次插管。

五、测试练习与解析

1.请问气管插管患者应选择的适宜体位是（　　）

 A.侧卧位　　　　　　　　B.站立位　　　　　　　　C.仰卧位

 D.膀胱截石位　　　　　　E.端坐位

答案解析

2.下列哪种情况适合进行气管插管术（　　）

 A.下肢手术需要局麻

 B.休克患者需要快速输氧

 C.患者自觉气道梗阻，能正常言语

 D.呼吸衰竭

 E.血压高于正常范围

3.气管导管插入患者气管内，气管导管尖端距门齿（　　）厘米为宜

 A. 5～10　　　　　　　　B. 10～14　　　　　　　　C. 16～18

 D. 18～22　　　　　　　E. 20～24

实训二　气管切开术

一、学习目标

▶▶ 知识目标

掌握气管切开术的基本原理和操作步骤；熟悉气管切开术的适应证和禁忌证。

▶▶ 能力目标

知晓气管切开术的并发症及其处理方法，能够独立完成气管切开术的操作。

▶▶ 素质目标

具备与患者及其家属进行沟通的能力，以及与手术团队的良好协作配合。

二、重点与难点

（一）重点

1.气管切开术的适应证和禁忌证。

2.气管切开术的手术准备和操作流程。

3.术后护理和并发症处理。

（二）难点

1.气管切开术的操作技巧。

2.气管切开术的风险评估和决策能力。

3.术后护理和并发症处理。

三、适应证与禁忌证

（一）适应证

1.**严重气道梗阻**　包括上呼吸道梗阻、下呼吸道梗阻、气道损伤等导致气道明显狭窄或闭塞的情况。

2.**预防性气管切开**　对于预计需要长时间机械通气的患者，如颅脑损伤、颈部外伤等，为预防性气管切开能够保障气道通畅，降低呼吸道感染风险。

3.**气道保护**　在某些临床情况下，如中风、昏迷、中枢性呼吸抑制等，气管切开可以保障气道通畅，防止吸入性肺炎等并发症。

4.**长期机械通气**　对于患有严重呼吸衰竭、神经肌肉疾病等，需要长期机械通气支持的患者，气管切开是常见的治疗手段。

（二）禁忌证

1.**凝血功能障碍**　如血小板减少、凝血因子缺乏等存在出血倾向的患者，气管切开可能增加出血风险，需谨慎考虑。

2.**无法维持气道通畅**　对于存在无法维持气道通畅的患者，如颈部骨折导致气道受限、气道梗阻无法清除等情况，气管切开可能无法实施。

3. 气管切开后或机械通气后可能引发严重并发症 如张力性气胸、低血容量休克、心力衰竭尤其是右心衰竭者、肺大疱、气胸及纵隔气肿未引流前、心肌梗死者（心源性肺水肿）。

四、实训内容

（一）操作前准备

1. 物品准备

（1）气管切开器械包 包括手术刀、无菌巾、手术镊子、导管、气管切开套管、酒精棉球、无菌纱布等。

（2）局部麻醉药物 如利多卡因、普鲁卡因等。

（3）操作台、无菌手套、口罩、帽子等用品 保证手术环境清洁、安全，保持无菌操作。

（4）呼吸支持设备 如气管切开后需要连接呼吸机进行通气支持，确保设备正常运转。

（5）预备急救药品 如镇静剂、肌肉松弛剂、止血药物等，以备术中需要使用。

（6）吸痰设备 如吸痰管、负压吸引器等理。

2. 患者准备

（1）明确适应证、排外禁忌证 医务人员应充分了解患者的病史，包括既往疾病、药物过敏史等，查看胸片、血常规、凝血功能检查、心功能等检查结果，明确适应证、排外禁忌证。同时对患者进行全面的体格检查，评估患者的一般情况和气道状况。

（2）患者沟通和同意 医务人员应向患者及其家属详细解释气管切开术的目的、过程、风险和可能的并发症，听取患者的意见和疑虑，并取得患者或其法定代理人的书面同意。

（二）操作步骤

1. 体位 一般取仰卧位，头后仰，充分暴露颈部，自鼻尖经喉结至胸骨保持正中位。

2. 麻醉 常规消毒，铺无菌巾。沿颈前正中，上自甲状软骨下缘，下至胸骨上窝，以 1% 利多卡因（可适量加入少许肾上腺素减少术中出血）行颈前皮下和筋膜下浸润麻醉，对昏迷、危重或窒息患者，若已无知觉，也可不予麻醉。

3. 切开 多采用直切口，自环状软骨下缘至接近胸骨上切迹上方一横指，沿颈前正中线切开皮肤、皮下及颈阔肌。全麻患者可用横切口，在环状软骨下约 3cm 处，沿颈横纹做一 4~5cm 切口。

4. 扩张和分离甲状腺 用血管钳沿中线分离胸骨舌骨肌及胸骨甲状肌，暴露甲状腺峡部，若峡部过宽，可在其下缘稍加分离，用小钩将峡部向上牵引，必要时也可将峡部夹持切断缝扎，以便暴露气管。分离过程中，两个拉钩用力应均匀，使手术视野始终保持在中线，过程中反复用手指探查环状软骨及气管以确保保持在正中位置。

5. 切开气管 确定气管后，一般于第 3~4 气管环处，用尖刀片自下向上弧形切开 1~2 个气管环前壁形成气管前壁瓣，待插管后固定皮下（术后气管套管脱出者，有利于气管套管插入），刀尖勿插入过深，以免刺伤气管后壁和食管前壁而引起气管食管瘘。

6. 插入气管套管 以弯钳或气管切口扩张器撑开气管切口，插入大小适合、带有管芯的气管套管，插入外管后，立即取出管芯，放入内管。此时若有分泌物咳出，则证明套管在气管内。如若无分泌物，可用棉絮置于管口，见棉絮随呼吸飘动则表示成功。吸净分泌物，并检查有无出血。

7. 创口处理 将气管套管上的带子系于颈部，打成死结以牢固固定。切口一般不予缝合，以免引起皮下气肿，最后用一块开口纱布垫于伤口与套管之间。

（三）注意事项

1.紧急情况下的气管切开，多需先行经口插管以保证安全。气管切开术一般不作为建立紧急人工气道的手段。

2.使用带气囊的气管套管，术前应检查气囊有无漏气。

3.对于有气管插管的患者，应在切开气管后、气管套管置入前拔出导管。

4.术后应防止气管套管脱出。脱出原因多见于套管系带过松、套管偏短、颈部粗肿、气管切口过低、皮下气肿、剧烈咳嗽、挣扎等。如脱管，应立刻重新插入气管套管。

5.因气管切开比经插管患者感觉更舒适，并减少了对喉部结构和功能的损伤，对于需长时间保留人工气道的患者，常将经喉气管导管更换为气管切开。但是适宜时机仍有争论。在临床实践中，通常在经喉插管3周后考虑行气管切开。

（四）并发症及处置

1. 皮下气肿　最为常见，主要原因：①过多分离气管前软组织；②气管切口过长或皮肤切口缝合过紧；③切开气管或插入套管时患者剧烈咳嗽。轻者仅限于颈部切口附近，重者可蔓延至颌面部、胸部、背部、腹部等。皮下气肿一般在24小时内停止发展，可在1周左右自行吸收。严重者应拆除伤口缝线，以利于气体逸出。

2. 纵隔气肿　因剥离气管前筋膜过多所致。轻者症状不明显，X线检查才发现；重者呼吸急促，听诊心音低而远，叩诊心浊音界不明。X线片可见纵隔影变宽，侧位像见心与胸壁之间的组织内有条状空气影。可于胸骨上方，沿气管前下区向下分离，将纵隔气体放出。

3. 气胸　右侧胸膜顶较高，暴露气管时过于向下分离，伤及胸膜引起气胸。

4. 出血　多因损伤局部血管、甲状腺或术中止血不彻底、血管结扎线头脱落所致。术后少量出血，可在套管周围填入碘仿纱条，压迫止血。若出血多，立即打开伤口止血。

5. 感染　对症治疗，合理使用抗生素。

6. 后期并发症　气管食管瘘、气管狭窄等。

五、测试练习与解析

1.气管切开术在第（　　）气管环切开较为合适

　　A. 1～2　　　　　　　　　　B. 2～3　　　　　　　　　　C. 3～4

　　D. 4～5　　　　　　　　　　E. 5～6

答案解析

2.下列哪种情况适合进行气管切开术（　　）

　　A.患者自觉气道梗阻，能正常言语

　　B.低血压患者

　　C.患者自觉气道梗阻，能正常言语

　　D.下肢手术需要局麻

　　E.严重喉梗阻

3.气管切开患者需要询问并了解的情况不包括（　　）

　　A.现病史　　　　　　　　　　B.既往史　　　　　　　　　　C.过敏史

　　D.手术史　　　　　　　　　　E.恋爱史

实训三　环甲膜穿刺术

一、学习目标

▶▶ 知识目标

掌握环甲膜穿刺术的基本原理、适应证、禁忌证及操作步骤。

▶▶ 能力目标

能够独立完成环甲膜穿刺术的操作，包括定位、麻醉、穿刺等步骤；能够正确评估患者病情和气道状况，选择合适的手术方式。

▶▶ 素质目标

具备对患者生命安全负责的意识和行动，严格遵守无菌操作原则；能够与患者及其家属进行有效沟通并能与手术团队进行良好协作。

二、重点与难点

（一）重点

1.环甲膜穿刺术的基本原理和操作步骤。

2.环甲膜穿刺术的适应证和禁忌证。

3.环甲膜穿刺术的并发症及其处理方法。

（二）难点

1.正确评估患者病情和气道状况，选择合适的穿刺部位。

2.熟练掌握穿刺的操作技巧，避免损伤周围组织。

3.处理环甲膜穿刺术过程中的并发症，如出血、感染等。

三、适应证与禁忌证

（一）适应证

1.各种原因引起的上呼吸道完全或不完全阻塞，如白喉、喉头严重水肿等。

2.牙关紧闭经口插管失败。

3.气管插管有禁忌或无法行气管插管术。

4.颈部或面颌部外伤所致气道阻塞需立即通气急救者。

5.3岁以下的小儿不宜做环甲膜切开者。

（二）禁忌证

下呼吸道严重阻塞；颈部严重畸形；重度出血倾向。

四、实训内容

（一）操作前准备

1.物品准备　16号抽血粗针头。

2. 患者术前准备　评估患者病情和气道情况，确认需要进行环甲膜穿刺，同时排除禁忌证。

（二）操作步骤

1. 患者取仰卧位，头部保持正中，尽量后仰。

2. 常规消毒环甲膜前皮肤（紧急时可省略）。环甲膜位于甲状软骨和环状软骨之间，前无坚硬遮挡组织（仅有柔软的甲状腺通过），后通气管，它仅为一层薄膜，周围无要害部位，因此利于穿刺。让患者低头，沿喉结最突出处向下轻轻地摸，在其下方有一如黄豆大小的凹陷，此处即为环甲膜位置所在。

3. 左手食指和拇指固定环甲膜处皮肤，右手持粗针头在环甲膜处垂直刺入，通过皮肤、筋膜及环甲膜，到达喉腔后有落空感，立即挤压双侧胸部，发现有气体自针头逸出或用空针抽吸时很易抽出气体。

4. 按照穿刺目的进行其他操作或后续操作。

（三）注意事项

1. 环甲膜穿刺术仅仅是呼吸复苏的一种急救措施，在初期复苏成功后应改做正规气管切开或立即做消除病因的处理。

2. 穿刺时进针深浅应适度，不宜过深以免损伤喉后壁黏膜。

3. 穿刺部位出血明显时应注意止血，以免血液反流入气管内。

4. 注入药物应以0.9%氯化钠溶液配制，以减少对气管壁的刺激。

5. 拔出针头前应防止喉部上下运动，避免损伤喉部组织。

（四）并发症及处置

1. 皮下气肿　最常见的并发症。大多数日后可自行吸收，不需要特殊处理。

2. 气胸　操作时误伤胸膜可引起。右侧较左侧多见。经胸部X线可确诊。轻者无须处理，严重者可行胸腔穿刺与胸腔闭式引流术。

3. 出血　少量出血时可局部压迫止血，大量出血时需注意有无损伤血管并及时处理。

4. 气管食管瘘　较少见。小瘘口多可自行闭合，大瘘口需手术修补。

五、测试练习与解析

1. 环甲膜穿刺术应选择的适宜体位是（　　）

A. 侧卧位　　　　　　　　B. 站立位　　　　　　　　C. 仰卧位

D. 膀胱截石位　　　　　　E. 端坐位

2. 下列哪种情况适合进行环甲膜穿刺术（　　）

A. 头皮外伤需要局麻　　　B. 消化道大出血　　　　　C. 下气道梗阻

D. 上气道梗阻　　　　　　E. 气胸

3. 下列哪项不是环甲膜穿刺术的并发症（　　）

A. 皮下气肿　　　　　　　B. 出血　　　　　　　　　C. 气胸

D. 食管瘘　　　　　　　　E. 支气管扩张

答案解析

实训四　环甲膜切开术

一、学习目标

▶▶ **知识目标**

掌握环甲膜切开术的基本原理、适应证、禁忌证及操作步骤。

▶▶ **能力目标**

能够独立完成环甲膜切开术的操作，包括定位、切开、止血、确认位置等步骤。能够正确评估患者病情和气道状况，选择合适的手术方式。

▶▶ **素质目标**

具备对患者生命安全负责的意识和行动，严格遵守无菌操作原则；能够与患者及其家属进行有效沟通并能与手术团队进行良好协作。

二、重点与难点

（一）重点

1.环甲膜切开术的基本原理和操作步骤。

2.环甲膜切开术的适应证和禁忌证。

3.环甲膜切开术的并发症及其处理方法。

（二）难点

1.正确评估患者病情和气道状况，选择合适的切开部位。

2.切开器械的操作技巧，避免损伤周围组织。

3.处理环甲膜切开术过程中的并发症，如出血、感染等。

三、适应证与禁忌证

（一）适应证

紧急环甲膜切开术用于任何情况下，无法行气管插管或气管插管失败，又来不及做气管切开术的患者，其并发症远远低于急诊气管切开术。

（二）禁忌证

喉部或环状软骨严重损伤。

四、实训内容

（一）操作前准备

1.物品准备

（1）检查吸引和供氧设备。

（2）开放静脉（快速输注液体用）。

（3）气管切开包；药品（肾上腺素、利多卡因）；无菌手套、吸痰管、球囊－活瓣－面罩、10ml注射器、听诊器、气管切开导管。

2.患者术前准备　评估患者病情和气道情况，确认需要进行环甲膜切开，同时排除禁忌证。

（二）操作步骤

1.患者取卧位或半卧位，颈部伸展。

2.定位环甲膜，摸清甲状软骨和环状软骨的位置，两者间隙即为环甲膜。

3.若时间允许，常规消毒、铺巾，若患者清醒，用1%利多卡因（可加入少许肾上腺素，减少术中出血）行颈前皮肤和皮下组织的浸润麻醉。

4.用左手拇指和中指稳定喉部，将食指指尖紧抵在环甲膜上，横向切开皮肤、皮下组织和环甲膜。操作时应避免刀片刺入过深，损伤食管。

5.用止血钳撑开切口，插入气管套管。

6.固定套管，缝合伤口。

（三）注意事项

1.情况十分紧急、来不及切开时，可用一根大口径针头，经环甲膜直接穿入喉腔，针头连接喷射呼吸机进行喷射通气，暂时缓解呼吸困难。若无喷射呼吸机，亦可与墙壁氧气源相连，调至最大流量，周期性阻断氧流，以吸呼比1∶2的方式送气。注意不要刺穿气管后壁或偏离中线损伤周围大血管。

2.钳子、笔或手边的任何物品都可用于开放气道。

3.插管时间不宜超过48小时，一旦呼吸困难缓解，应转做常规气管切开术。

（四）并发症及处置

同环甲膜穿刺术。

五、测试练习与解析

1.请问下列哪一项属于环甲膜切开的禁忌证（　　）

　A.高血压　　　　　　　　B.低血压　　　　　　　　C.房颤

　D.严重凝血障碍　　　　　E.肺部感染

答案解析

2.环甲膜切开的位置是（　　）

　A.甲状软骨上方　　　　　B.环状软骨下方　　　　　C.胸骨上窝上

　1cm

　D.环状软骨上方　　　　　E.甲状软骨与环状软骨之间

3.下列哪项不是环甲膜切开术的并发症（　　）

　A.皮下气肿　　　　　　　B.出血　　　　　　　　　C.气胸

　D.食管瘘　　　　　　　　E.支气管扩张

实训五　中心静脉穿刺置管术

一、学习目标

▶▶ **知识目标**

知道中心静脉穿刺置管术的基本原理和临床应用，能说出中心静脉穿刺置管术的适应证、禁忌证和操作步骤，简述中心静脉穿刺置管术的并发症及其预防措施。

▶▶ **能力目标**

能够独立完成中心静脉穿刺置管术的操作，包括评估患者、选择合适部位、进行局部麻醉、穿刺、置管、固定和连接输液设备；能够正确处理中心静脉穿刺置管术中的常见问题，如导管堵塞、感染、出血等；能够评估患者术后状况，提供必要的护理和观察。

▶▶ **素质目标**

具备对患者生命安全和舒适度的关注，严格遵守无菌操作原则，能够与患者及其家属进行有效沟通，具备团队合作精神。

二、重点与难点

（一）重点

1.中心静脉穿刺置管术的基本原理和操作步骤。

2.中心静脉穿刺置管术的适应证和禁忌证。

3.中心静脉穿刺置管术的器械和防护要求。

4.中心静脉穿刺置管术的并发症及其处理方法。

（二）难点

1.**定位准确**　正确确定中心静脉的穿刺部位和深度，准确穿刺入静脉。

2.**风险评估**　对高风险患者如出血倾向、凝血功能异常等进行风险评估，以制订合适的穿刺策略和术后管理。

3.**感染控制**　学会尽可能减少感染的发生，掌握无菌操作技巧，正确使用消毒药物和消毒器械。

4.**并发症处理**　及时识别并处理并发症，如气胸、血肿、感染等，能够采取适当的护理和治疗措施。

三、适应证与禁忌证

（一）适应证

1.**长期静脉输液**　对于需要长期静脉输液治疗的患者，深静脉穿刺可以提供稳定的输液途径，减少外周静脉的损伤和并发症。

2.**血流动力学监测**　深静脉穿刺可以为患者提供通道进行中心静脉压（CVP）监测，帮助医生评估患者的血流动力学状态。

3.**高风险药物输注**　对于需要输注刺激性药物或高渗透压药物的患者，深静脉穿刺可以避免药物对周围血管的损伤。

4.**营养支持**　对于需要长期肠外营养的患者，深静脉穿刺可以提供稳定的通道输注营养液。

5.**血液制品输注**　对于需要输注大量血液制品的患者，深静脉穿刺可以提高输注效率，减少并发症。

6.**重症患者**　对于重症患者，如心力衰竭、呼吸衰竭等，深静脉穿刺可以提供快速补液和药物治疗的途径。

7.**静脉通路困难**　对于外周静脉通路困难或不可用的患者，深静脉穿刺是一种有效的替代方案。

8.**紧急情况**　在紧急情况下，如心搏骤停、严重创伤等，深静脉穿刺可以快速建立血管通道，进行药物治疗和血液检测。

（二）禁忌证

无绝对禁忌证，相对禁忌证如下。

1. 广泛腔静脉系统血栓形成。

2. 穿刺局部有感染。

3. 凝血功能障碍。

4. 患者难以配合或不合作。

四、实训内容

（一）操作前准备

1. 物品准备

（1）深静脉导管：分单腔、双腔、三腔导管三种，各种不同类型导管各有其优缺点。单腔导管血流从单一管腔出入可行单针透析；也可以将单腔导管作为引出血液通路，另外找周围静脉做回路。目前临床主要使用的是双腔导管。三腔导管感染机会增加，不推荐常规使用。

（2）消毒物品、深静脉穿刺手术包、穿刺针、引导丝、扩张管、缝合针线等。本章节使用最简单的单腔导管进行演示。

（3）肝素、0.9%氯化钠溶液（生理盐水）和局麻药品。

（4）准备好除颤器及有关的急救药品。

（5）床旁B超定位及引导可提高穿刺成功率，减少试穿损伤。

2. 患者术前准备

（1）评估患者病情和血管情况，确认需要进行中心静脉置管，同时排除禁忌证。

（2）患者沟通和同意：医务人员应向患者及其家属详细解释中心静脉置管术的目的、过程、风险和可能的并发症，听取患者的意见和疑虑，并取得患者或其法定代理人的书面同意。

（二）操作方法

1. 颈内静脉穿刺、置管

（1）体位　患者取去枕仰卧位，头低15°～30°，头部转向穿刺侧，使颈部血管更易于暴露。触摸胸锁乳突肌的胸骨头和锁骨头以及与锁骨所形成的三角，在三角形的顶部触及颈总动脉搏动，在搏动的外侧旁开0.5～1cm为穿刺点。有条件者可使用超声波检查或体表标志（如胸锁乳突肌和颈动脉）来定位颈内静脉。

（2）消毒和麻醉　使用碘酒和酒精消毒穿刺部位及其周围皮肤。在穿刺点周围进行局部麻醉，常用的麻醉剂是1%的利多卡因。

（3）穿刺　选择适当的穿刺针，通常使用18G～20G的穿刺针。在超声波引导下或根据体表标志，将穿刺针以30°～45°的角度刺入皮肤，并缓慢推进，直至进入颈内静脉。一旦穿刺针进入颈内静脉，应回抽血液以确认。如有血液回抽，表明穿刺成功。

（4）置入导丝　将导丝从注射器尾部送入血管内，之后推出穿刺针及注射器。

（5）扩皮　尖头刀片扩皮后，使用扩张器扩张皮肤及皮下组织。

（6）引入导管　将导管套在导引钢丝外面，左手拿导引钢丝尾端，右手将导管插入，待导管进入颈内静脉后，边退钢丝，边推进导管。成人置管的深度为13～15cm。

（7）验证导管位于静脉内　回抽导管内液通畅，并使用生理盐水冲洗，盖上肝素帽。皮肤入口处用缝线固定导管，覆盖贴膜。接上CVP测压管或输液，测压管需用肝素生理盐水冲洗一次。

（8）操作完毕后，应拍摄X线片确定导管位置及走向。

（9）术后处理　观察患者穿刺部位是否有出血、红肿或感染迹象。定期更换敷料，保持穿刺部位清洁干燥。根据患者情况调整输液速度和药物。

2. 其余深静脉穿刺　同颈内静脉穿刺。

（三）注意事项

1. 避免在抗凝治疗或有凝血障碍的患者进行锁骨下静脉穿刺。

2. 颅内高压或充血性心力衰竭患者不适宜头低脚高位。

3. 颈内静脉穿刺深度控制在 3.5～4.5cm，避免过深。

4. 锁骨下静脉穿刺时，针尖紧贴锁骨后缘以防止气胸。

5. 股静脉穿刺避免向腹部过度进针，以免损伤腹腔。

6. 正确判断动静脉，注意回血颜色和搏动，误穿动脉时及时处理。

7. 确保 J 形引导丝方向正确，引导顺畅，避免折断或异位。

8. 置管前将引导丝拉出，防止随导管进入血管。

9. 置管后确认导管开口在血管内，有血流回抽。

（四）并发症及处置

1. 气胸　在锁骨下静脉穿刺过程中，若针尖进入胸腔，可能导致气胸。应立即停止操作，进行胸部 X 线检查，并根据气胸的严重程度进行相应的处理，如胸腔闭式引流。

2. 血胸　当穿刺针或导管损伤到血管时，可能引起血胸。应立即停止操作，并进行胸部 X 线检查，根据血胸的严重程度进行处理，如胸腔穿刺引流。

3. 神经损伤　穿刺过程中可能损伤到臂丛神经或其他神经，导致局部疼痛、感觉异常或运动障碍。应立即停止操作，进行神经系统评估，并根据损伤的严重程度进行治疗。

4. 感染　穿刺部位可能发生感染，表现为红肿、热痛、脓液渗出等。应立即停止操作，进行穿刺部位的清洁和消毒，必要时给予抗生素治疗。

5. 血栓形成　深静脉穿刺置管可能导致血栓形成，表现为局部疼痛、肿胀、颜色改变等。应定期进行穿刺部位的评估，必要时进行抗凝治疗。

6. 导管堵塞　导管可能因血液凝固、纤维蛋白沉积或其他物质堵塞而无法使用。应定期进行导管的冲洗和维护，必要时更换导管。

7. 导管移位　导管可能因患者活动或其他原因而移位，导致无法正常使用。应定期进行导管的评估和调整，必要时进行重新置管。

五、测试练习与解析

1. 请问下列哪项是中心静脉穿刺置管的禁忌证（　　）

　　A. 严重凝血障碍　　　　　　　　　B. 心力衰竭

　　C. 窦性心动过缓　　　　　　　　　D. 肝硬化

　　E. 前列腺增生

答案解析

2. 关于锁骨下静脉穿刺置管的定位不正确的是（　　）

　　A. 锁骨中外 1/3 交界处　　　　　　B. 锁骨下约 1cm

　　C. 针尖指向胸骨上切迹　　　　　　D. 针尖指向胸骨下切迹

　　E. 穿刺针与胸壁平行，贴近锁骨后缘

3. 下列哪项不属于中心静脉穿刺置管的并发症（　　）

　　A. 感染　　　　　　　　　　B. 出血　　　　　　　　　C. 气胸

　　D. 食管瘘　　　　　　　　　E. 空气栓塞

实训六　洗胃术

一、学习目标

▶▶ **知识目标**

能说出洗胃术的基本原理、适应证、禁忌证以及操作步骤。

▶▶ **能力目标**

能熟练掌握洗胃术的操作技术，包括洗胃时间、选择合适的洗胃溶液、正确实施洗胃操作、观察洗胃反应等；能够正确判断和处理洗胃过程中的并发症，如窒息、穿孔等。

▶▶ **素质目标**

具备对患者生命安全负责的意识和行动和良好的沟通技巧。

二、重点与难点

（一）重点

1.洗胃术的基本原理。

2.洗胃术的适应证和禁忌证。

3.洗胃术的操作步骤，包括准备洗胃设备及溶液、患者体位调整、胃管插入、洗胃溶液注入、反流和观察等。

（二）难点

1.判断洗胃的适用性，判断是否适合进行洗胃术，避免不必要的操作。

2.洗胃术的观察和并发症处理。

三、适应证与禁忌证

（一）适应证

1. **食物中毒**　患者摄入了有害物质，需要尽快清除胃内的残留物。

2. **药物或毒物中毒**　患者误服了药物或毒物，需要迅速将毒物从胃内清除。

3. **胃扩张或胃内容物潴留患者**　因某些原因导致胃扩张或胃内容物潴留，需要通过洗胃来减轻症状。

4. **术前准备**　准备进行某些消化系统手术前，可能需要进行洗胃以确保胃内无残留物。

（二）禁忌证

1. **主动脉瘤或心脏疾病**　在主动脉瘤或心脏疾病患者中，进行洗胃可能会导致风险增加。

2. **食管静脉曲张或上消化道出血**　在食管静脉曲张或上消化道出血的患者中，进行洗胃可能会加重出血。

3. **食管狭窄或梗阻**　在食管狭窄或梗阻的患者中，进行洗胃可能会导致并发症。

4. **严重的心脏病或呼吸衰竭**　在严重的心脏病或呼吸衰竭患者中，进行洗胃可能会增加患者的负担。

5. 已知或怀疑胃穿孔　在已知或怀疑胃穿孔的患者中，进行洗胃可能会加重病情。

四、实训内容

（一）操作前准备

1. 物品准备

（1）洗胃液　根据患者摄入的毒物或异物类型，选择最有效的洗胃液。其中以温开水最常用且有效安全。如2%碳酸氢钠液常用于有机磷农药等中毒；1∶5000高锰酸钾溶液对生物碱、毒蕈碱类有氧化解毒作用。同时要注意避免使用可能与毒物发生反应或对胃造成刺激的洗胃液。例如，敌百虫中毒时应避免使用碳酸氢钠溶液。

（2）洗胃盘1套　包括粗号胃管、开口器、舌钳、液状石蜡、纱布等。洗胃工具可视情况选择漏斗式洗胃器、50ml或100ml注射器、电动洗胃器。

（3）其他　量杯、水桶、检验标本瓶。

2. 患者术前准备

评估患者病情和生命体征情况，确认需要洗胃，同时排除禁忌证，与患者或家属签署知情同意书。

（二）操作步骤

洗胃术的原理是通过灌入和吸出洗胃液，清除胃内的毒物、药物或异物，减少毒物吸收，保护胃黏膜，促进胃蠕动，以及辅助诊断毒物种类。

洗胃的方法包括口服催吐、漏斗洗胃、自动洗胃机洗胃和注射器抽吸洗胃等。根据患者情况及急救场所与设备条件采用不同的洗胃方法。

1. 口服催吐法

是通过服用催吐剂或刺激咽部，引起呕吐反射，将胃内的毒物、药物或异物排出体外。适用于清醒、能主动配合的患者，特别是误服毒物、药物或异物的患者。

操作方法：口服催吐剂，如盐水或肥皂水，刺激胃黏膜，引起呕吐反射。或使用手指、压舌板或筷子等物品刺激咽后壁，引起呕吐反射。在呕吐过程中，若未见胃内容物排出，可重复给予催吐剂或刺激咽部，直至胃内容物排出为止。

2. 胃管洗胃法

通过将胃管插入胃内，然后灌入洗胃液，再将胃内容物和洗胃液吸出，以清除胃内的毒物、药物或异物。多用于不能合作、神志不清的患者。

（1）体位　清醒患者取坐位，昏迷患者取左侧卧位，头转向一侧，以免液体误入气管内。

（2）置入胃管　胃管前端使用液状石蜡润滑，经口腔插管，插入食管45~50cm，即至胃内，如不能肯定，可由胃管注入适量空气，同时在胃区听到咕噜声，则证实胃管已入胃内，将胃管固定。

（3）方法　根据患者病情及环境设备，可分别选择下列三种方法洗胃。

1）漏斗洗胃法　先用注射器将胃内容物尽量抽尽，留作分析用。将漏斗放在患者口部，确保漏斗口与患者口腔紧密贴合，避免漏液。缓慢倒入洗胃液，让洗胃液通过漏斗流入胃内。将注射器连接漏斗，利用负压将胃内容物和洗胃液吸出。根据需要，重复灌入和吸出洗胃液，直至胃内容物清澈为止。

2）自动洗胃机洗胃法　检查自动洗胃机、胃管、洗胃液等物品是否准备齐全。将胃管与自动洗胃机的接口连接，确保连接正确。根据患者的具体情况，设置洗胃的次数、流量、压力等参数。按下启动按钮，自动洗胃机开始工作，实现自动注入和吸出洗胃液。观察和调整：在洗胃过程中，密切观察患者的反应和洗胃效果，根据需要调整洗胃参数

3）注射器抽吸洗胃法　适用于极度衰竭或重症休克者。用注射器经胃管注入洗胃液300~500ml，再用注射器抽出，如此反复，直至洗出的液体透亮、无味为止。

（三）注意事项

1.洗胃术多用于急性中毒，应迅速准备物品，立即进行洗胃，以减少毒物吸收。

2.服毒后4～6小时内洗胃最有效，但即使超过6小时，仍可考虑洗胃，特别是在毒物不易吸收的情况下。

3.向胃内置入导管时应轻柔、敏捷、熟练，并确认导管已进入胃内后开始灌洗，避免误入呼吸道。

4.控制灌注量：每次灌注量不宜过多，一般为300～500ml，并注意防止胃扩张。

5.谨慎对待特殊病例：如强腐蚀性毒物、惊厥患者、昏迷患者、食管静脉曲张患者等，应慎重或避免洗胃。

6.根据摄入的毒物类型选择合适的洗胃液，如无机磷中毒时使用1%碳酸氢钠溶液，不明原因中毒时使用生理盐水。避免使用刺激性或可能与毒物反应的洗胃液。

7.注意水中毒及电解质紊乱：洗胃可能导致体内水分过多或电解质失衡，应注意监测。

8.生命体征监测：在洗胃过程中应随时观察患者生命体征的变化，必要时停止洗胃。

9.留取标本：首次灌洗后抽出液应留取标本送化验，以鉴定毒物品种。

（四）并发症及处置

1. **肺部感染**　胃管误入气管可能导致吸入性肺炎。若出现发热、咳嗽、呼吸困难等症状，应立即进行胸部X线检查，并根据感染程度给予抗生素治疗。

2. **胃黏膜损伤**　洗胃过程中胃管的摩擦和洗胃液的刺激可能导致胃黏膜损伤，引起疼痛、出血等症状。应观察患者是否有黑便、呕血等消化道出血的表现，必要时给予止血药物治疗。

3. **水电解质失衡**　洗胃过程中可能丢失大量电解质，如钾、钠、氯等。应定期检查电解质水平，并根据结果给予相应的补充。

4. **心脏负担加重**　对于心脏功能不全的患者，大量洗胃液可能加重心脏负担。应密切监测患者的心脏功能，必要时调整洗胃液的量和速度。

五、测试练习与解析

1.洗胃术的主要目的不包括（　　）

　　A.清除胃内毒物　　　　　　B.刺激胃肠道蠕动　　　　　C.预防胃肠道疾病

　　D.治疗便秘　　　　　　　　E.补充营养

答案解析

2.下列哪项不是洗胃术的适应证（　　）

　　A.急性药物中毒　　　　　　B.急性酒精中毒　　　　　　C.食物中毒

　　D.胃肠道梗阻　　　　　　　E.严重呕吐

3.下列哪项不是洗胃术的禁忌证（　　）

　　A.严重食管胃底静脉曲张　　B.严重凝血功能障碍　　　　C.严重心律失常

　　D.严重呼吸衰竭　　　　　　E.嗜铬细胞瘤

4.下列哪项不是洗胃过程中的并发症（　　）

　　A.误吸　　　　　　　　　　B.穿孔　　　　　　　　　　C.电解质失衡

　　D.食管黏膜损伤　　　　　　E.血糖升高

实训七　电除颤术

一、学习目标

▶▶ 知识目标

理解电除颤术的基本原理和机制，包括心脏的电传导系统和心律失常的机制；能说出电除颤术的适应证、禁忌证和对不同心律失常的处理方法。

▶▶ 能力目标

能够正确判断心脏是否需要进行电除颤，并选择合适的能量水平和波形；掌握电除颤术的操作流程，包括正确的电极贴附、机器设置和电击操作。

▶▶ 素质目标

具备对患者生命安全负责的意识和行动，确保电除颤术的安全和有效性；能与患者及其家属进行有效沟通的能力；团队合作精神强。

二、重点与难点

（一）重点

1.电除颤术的基本原理、适应证及作用机制。

2.电极贴附的位置和技巧。

3.电除颤器的使用和操作流程。

（二）难点

1.电极贴附的准确性。

2.能量水平的选择，根据患者的心律失常类型和心脏情况选择合适的能量水平。

3.并发症的识别和处理。

三、适应证与禁忌证

（一）适应证

1.心室颤动、心室扑动是最主要的适应证。

2.无脉性室性心动过速。

（二）禁忌证

对心室颤动、心室扑动等进行紧急抢救时，无绝对禁忌证。

四、实训内容

（一）操作前准备

物品准备　除颤仪、纱布、导电胶等。

（二）操作步骤

电除颤原理：电除颤是以一定量的电流冲击心脏从而使心室颤动终止的方法，原理是在短时间内将一定强度的电流通过心脏，使全部心肌在瞬间同时除极而处于不应期，抑制异位兴奋灶，为心脏自律性最高的起搏点（通常是窦房结）重新主导心脏节律、恢复正常心律和有效心搏创造条件。在心室颤动时，心脏电活动无规律心动周期，可以在任意时间放电除颤，因此又称为非同步电除颤。除颤越早，存活率越高。

1. 体位 使患者平卧于硬板床，充分暴露胸壁，身体不接触任何金属制品，连接除颤仪上心电监护仪，观察心电图形。在准备除颤同时进行胸外按压。

2. 放置电极板 均匀涂抹导电胶，将电极板分别放置于胸骨右缘第 2 肋间和左锁骨中线第 5 肋间（或与左乳头齐平的左胸下外侧部），与皮肤接触紧密，压力适中。

3. 能量选择 将除颤仪模式选择"非同步"，选择除颤能量，对于心室颤动，单相波除颤仪选用 360J，双向波选用 150J 或 200J；对于无脉性室性心动过速，单相波除颤仪选用 200J，双向波选用 150J。

4. 充电及放电 充电结束后，嘱所有人员离开，双手拇指同时按压放电按钮进行电击除颤。

5. 胸外按压 对于呼吸心搏骤停患者，一次除颤结束后，立即进行心脏按压，5 个循环后根据心电监护情况判断是否需再次电除颤。

（三）注意事项

1.决定除颤成功与否的关键在于发生心室颤动到进行除颤的时间，每延迟 1 分钟，除颤成功率下降 7%。

2.电击除颤时，电极板要与皮肤紧密接触，勿留缝隙，以免发生皮肤烧灼。

3.放电时要确保所有人不与患者、病床等接触，避免误伤。

4.无论除颤是否成功，均应立即进行胸外心脏按压。

5.除颤过程中及除颤后应密切监护患者心电活动、生命体征和意识情况。

（四）并发症及处置

1. 皮肤烧伤 电极片与皮肤接触不紧密可能导致皮肤烧伤。应立即去除电极片，清洁皮肤，并给予适当的局部护理。烧伤较轻者可以自行愈合，严重者可能需要专科处理。

2. 心律失常 电患者可能出现新的心律失常，如心动过缓或心律失常。应立即评估患者的生命体征，并根据心律失常的类型给予相应的治疗。

3. 心肌损伤 电除颤可能导致心肌细胞损伤，引发心肌酶升高和心电图改变。应密切监测心肌酶水平和心电图，并根据需要给予心脏保护药物。

4. 肺水肿 电除颤后，患者可能出现肺水肿，表现为呼吸困难、咳嗽等症状。应立即给予氧气治疗，并根据病情给予利尿剂和其他相关治疗。

5. 过敏反应 极少数患者可能对电极片的粘合剂或材料产生过敏反应。应立即去除电极片，观察过敏反应的发展，并根据需要给予抗过敏药物治疗。

五、测试练习与解析

1.电除颤术的主要目的是（　　）

　　A.恢复窦性心律　　　　　　B.提高心脏功能　　　　　C.缓解心脏病症状

　　D.阻断心脏电传导　　　　　E.降低心脏负荷

答案解析

2.下列哪项是电除颤术的适应证（　　）

　　A.窦性心动过速　　　　　　B.高血压病患者　　　　　C.无脉性室速或室颤

　　D.阵发性室上性心动过速　　E.房颤

3.电除颤术中选择能量水平时, 应考虑以下哪项因素(　　)

    A.心率过快　　　　　　　　B.年龄偏大　　　　　　　C.心律失常类型

    D.体表面积　　　　　　　　E.急性心肌梗死病史

4.下列哪项属于电除颤术的并发症(　　)

    A.酸中毒　　　　　　　　　B.低血压　　　　　　　　C.恶心、呕吐

    D.消化道出血　　　　　　　E.骨折

实训八　灌肠术

一、学习目标

▶▶ 知识目标

能说出灌肠术的基本原理、适应证、禁忌证以及常用灌肠液的种类和作用。

▶▶ 能力目标

能够熟练操作灌肠器, 正确选择和配制灌肠液, 进行安全的灌肠术, 并观察灌肠效果。

▶▶ 素质目标

具备对患者生命安全负责的意识和行动, 以及良好的沟通能力, 尊重患者隐私。

二、重点与难点

(一)重点

1.灌肠术的作用机制, 以及如何通过灌入液体来达到清洁肠道或治疗的目的。

2.不同类型灌肠液的选择, 以及如何根据患者需要配制适宜的灌肠溶液。

3.不同类型灌肠器的操作流程, 包括灌肠器连接、灌肠液注入和排出等。

4.灌肠术的适应证和禁忌证。

(二)难点

1.灌肠液的选择和配制。

2.灌肠器的使用和操作。

3.灌肠术的并发症及其预防。

三、适应证与禁忌证

(一)不保留灌肠术的适应证

1.各种原因所致的便秘、肠积气。

2.高热患者。

3.某些手术、检查及分娩前准备。

(二)保留灌肠术的适应证

1.肠道感染性疾病, 如阿米巴痢疾、慢性细菌性痢疾、结肠炎等。

2.不能口服补钾的低钾血症患者。

3.破伤风、抽搐、惊厥等患者的镇静。

（三）灌肠术的禁忌证

1.严重的心血管系统疾病，如心脏病、高血压、心肌梗死等。灌肠可能导致心脏负担加重，引起心律失常或其他心血管事件。

2.肠道穿孔或瘘管及半年内肠道手术者：灌肠可导致肠道穿孔或瘘管的情况恶化，引起腹腔内感染或脓肿。

3.早期妊娠。

4.其他，如精神疾患不能配合、严重贫血、严重痔疮、肝硬化(严禁肥皂水)等。

四、实训内容

（一）操作前准备

1. 物品准备　器械灌肠筒1套、肛管、弯盘、卫生纸、水温计、手套、清毒剂等，也可使用一次性灌肠包。

2. 灌肠溶液

（1）大保留灌肠术　常用0.9%氯化钠溶液（生理盐水）、0.1%～0.2%肥皂液。成人每次用量为500～1000ml，小儿每次用量为200～500ml，常用温度一般为39～41℃；降温时用28～32℃；中暑时用4℃的0.9%氯化钠溶液。

（2）小保留灌肠术　常用"1、2、3溶液"（50%硫酸镁溶液30ml，甘油60ml，温开水90ml）；甘油50ml加等量温开水；各种植物油120～180ml。溶液温度为38℃。

（3）保留灌肠术　镇静催眠选用10%水合氯醛；肠道炎症用2%小檗碱或0.5%～1%新霉素或其他抗生素溶液。量不超过200ml，温度38℃。

（二）操作步骤

1. 大量不保留灌肠术

（1）体位　协助患者取左侧卧位，双膝屈曲，露出臀部，以利于灌肠液流入肠道。若肛门括约肌失去控制能力，可让患者取仰卧位，臀下置放便盆。

（2）置入肛管　在肛管前端涂上液状石蜡，润滑肛管，减少插入时的不适。将肛管轻柔地插入患者肛门，根据患者情况调整插入深度(成人7~10cm，小儿4~7cm)。确认肛管已进入肠道后，夹闭橡胶管。

（3）打开夹子使溶液缓慢灌入。观察液体灌入情况及患者反应，灌完后夹管。

（4）用卫生纸包住肛管拔出，擦净肛门，嘱患者平卧，保留5~10分钟后再排便。

2. 小量不保留灌肠术　适用于老年、虚弱患者，孕妇便秘。

（1）患者取左侧卧位，双膝屈曲，暴露臀部。

（2）润滑肛管，连接注洗器，排气，夹管。

（3）将肛管轻轻插入直肠（成人7～10cm，小儿4～7cm），固定，打开夹子使溶液全部灌入，随后再注入温水5～10ml。

（4）用卫生纸包住肛管拔出、擦净肛门，嘱患者平卧，保留10～20分钟后再排便。

3. 清洁灌肠术　清洁灌肠术是反复多次进行大量不保留灌肠的方法，老年、体弱患者慎用。

4. 保留灌肠术　保留灌肠术是将药液灌入到直肠或结肠内，通过肠黏膜吸收以达到治疗疾病目的的技术。

（1）根据病情选用不同卧位，暴露臀部，抬高约10cm。

（2）嘱患者深慢呼吸，润滑肛管，将肛管轻轻插入直肠15~20cm，液面距离肛门不超过30cm，固定。

（3）缓慢灌入药液，全部注入后再注入温水5~10ml，并抬高肛管末端。

（4）用卫生纸包住肛管轻轻拔出，擦净肛门，嘱患者取舒适卧位，尽量忍耐，保持药液1小时后再排便。

（三）注意事项

1.在进行灌肠术前，应充分评估患者的病情和身体状况，确保符合适应症且无禁忌症。了解患者的过敏史，如有过敏反应，应及时处理。

2.根据患者的病情和需求，选择合适的灌肠液。常见的灌肠液包括生理盐水、肥皂水等。肝硬化患者禁用肥皂水灌肠，以免诱发肝性脑病；伤寒患者溶液量不得超过500ml，压力要低(液面不超过肛门30cm)；充血性心力衰竭或水钠潴留患者禁用0.9%氯化钠溶液灌肠。

3.在插入肛管时，应轻柔缓慢，避免造成疼痛或损伤。观察患者的反应，如有不适，应立即停止操作。

4.根据灌肠目的和患者病情，控制灌入的液体量。避免过多灌入，以免引起不良反应。

5.在整个灌肠过程中，密切观察患者的反应，如出现腹痛、呼吸困难、面色苍白等不适，应立即停止操作，并采取相应的处理措施。

6.在灌肠过程中，避免空气进入肠道，以免引起不适或影响灌肠效果。

五、测试练习与解析

答案解析

1.灌肠术的主要目的不包括（　　）

　　A.清洁肠道　　　　　　　B.治疗便秘　　　　　　C.预防肠道感染

　　D.补充营养　　　　　　　E.促进肠道蠕动

2.下列哪项不是灌肠术的禁忌证（　　）

　　A.急腹症　　　　　　　　B.消化道出血　　　　　C.严重心力衰竭

　　D.早期妊娠　　　　　　　E.老年患者

3.灌肠液通常选择的温度范围是（　　）

　　A. 30~34℃　　　　　　　B. 35~39℃　　　　　　C. 39~41℃

　　D. 41~44℃　　　　　　　E. 45~48℃

实训一 中医常用腧穴定位

一、学习目标

▶▶ **知识目标**

能说出腧穴的分类以及腧穴定位的方法；学会对常用 15 个穴位定位的识别与观察；论述相关穴位的定位、主治和经络络属关系。

▶▶ **能力目标**

能运用经络、腧穴相关知识为病患提供恰当的健康指导，达到临床实践的目的；结合临床案例，阐述十四经脉常用腧穴的主治功效，为最终人体进针打下基础。

▶▶ **素质目标**

树立严格细致和认真负责的工作态度；正确理解中医与现代医学相结合的优势。

二、重点与难点

（一）重点

1.经络系统的组成及分布概况。

2.经络学说对临床的指导意义。

（二）难点

1.腧穴的分类及定位方法。

2.腧穴的主治特点及命名。

三、实训内容

（一）操作前准备

1.物品准备 人体模型、毫针盒、0.5％碘伏、棉签。

2.环境准备 舒适、整洁的实训室。

（二）操作步骤

1.用人体模型讲解示范腧穴的分类

（1）经穴 是指分布在十二经脉和任督二脉循行路线上的腧穴，亦称十四经穴。

（2）经外奇穴 是指未归属十四经系统的，有明确位置，又有专用名称的一些腧穴。

（3）阿是穴 是指既无固定部位，又无具体名称，而是在人体病患处以痛点或其他反应为穴，又称"天应穴""不定穴"。

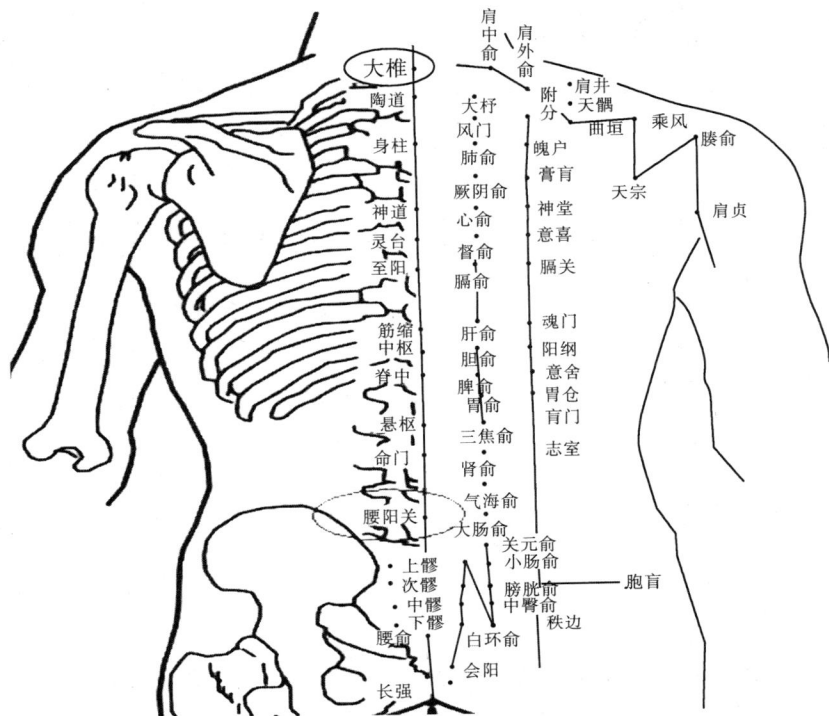

大椎 陶道 身柱 神道 灵台 至阳 筋缩 中枢 脊中 悬枢 命门 腰阳关 腰俞 长强

肩中俞 肩外俞 大杼 风门 肺俞 厥阴俞 心俞 督俞 膈俞 肝俞 胆俞 脾俞 胃俞 三焦俞 肾俞 气海俞 大肠俞 关元俞 小肠俞 膀胱俞 中膂俞 白环俞 会阳

上髎 次髎 中髎 下髎

附分 魄户 膏肓 神堂 譩嘻 膈关 魂门 阳纲 意舍 胃仓 肓门 志室 胞肓 秩边

肩井 天髎 曲垣 乘风 臑俞 天宗 肩贞

2. 腧穴的定位方法 临床应用针灸推拿治疗疾病时，腧穴定位的准确与否直接影响着治疗效果。临床上常用的腧穴定位方法有体表标志定位法、"骨度"分寸定位法、指寸定位法、简单定位法4种。

（1）体表标志定位法 是指以人体解剖学的各种体表标志为依据来确定输穴位置的方法，又称自然标志定位法。可分为固定的标志和活动的标志两种。

1）固定的标志 是指不受人体活动的影响而固定不移的标志，如人体的毛发、指甲、五官、乳头、肚脐及各部位由骨骼和肌肉形成的凹陷和隆起。例如眉头定攒竹，脐中旁开2寸定天枢，两眉之间定印堂等。

2）活动的标志 是指利用关节、肌肉、皮肤、肌腱，随活动而出现的空隙、凸起和凹陷、皱纹等作为取穴标志。例如张口在耳屏前凹陷处取听宫；屈肘在肘横纹桡侧端凹陷处取田池等。

（2）"骨度"分寸定位法 是指以体表骨节为主要标志，折量全身各部的长度和觉度，定道分寸，作为腧穴定位的方法。

（3）指寸定位法 是指依据患者本人手指为尺寸折量标准来量取腧穴的定位方法，又称"指寸法"。

（4）简便定位法 指临床上常用的一种简便易行的取穴方法。

3. 示范讲解操作进针、出针及常用手法和指力练习

（1）针刺穴位 手三里、曲池、孔最、列缺、合谷、阴陵泉、印堂、天枢、足三里。

（2）操作过程

1）体位选择 本次实训宜选用仰卧位与俯卧坐位。

2）揣穴 确定穴位位置，以便准确行针，可用指甲在皮肤穴位上标十字交叉。

①手三里：此腧穴在前臂背面桡侧，阳溪与曲池连线上，肘横纹下2寸。

②曲池：此腧穴在肘横纹外侧端，屈肘，尺泽与肱骨外上髁连线中点。

③孔最：此腧穴在前臂掌面桡侧，尺泽与太渊连线上，腕横纹上7寸。

④列缺：此腧穴在人体前臂桡侧缘，桡骨茎突上方，腕横纹上1.5寸。

⑤合谷：此腧穴在手背，第1、2掌骨间，第2掌骨桡侧的中点处。

⑥印堂：此腧穴位于人体额部，两眉头的中间。

⑦天枢：此腧穴位于腹部，横平脐中，前正中线旁开2寸。

⑧足三里：此腧穴位于小腿外侧，犊鼻下3寸，犊鼻与解溪连线上。

⑨阴陵泉：此腧穴位于小腿内侧，膝下胫骨内侧凹陷中。

3）消毒 先用湿酒精棉球对自己的手进行全面消毒，再对受针者皮肤穴位处进行消毒。

4）进针、持针 拇指、食指持针柄，中指抵住针身。

（三）注意事项

1.在进行针刺腧穴时，需要小心谨慎，避免刺穿重要血管和神经。

2.针刺腧穴使用的针具应是一次性针具，不能交叉使用，避免交叉感染。

四、测试练习与解析

1.根据骨度分寸法，印堂穴至百会穴为（ ）

    A. 18寸   B. 15寸   C. 8寸

    D. 12寸   E. 10寸   答案解析

2.横指同身寸又称"一夫法"。是令患者将食指、中指、无名指及小指四指相并，以（ ）为标准

    A.食指中节横纹   B.中指中节横纹   C.无名指中节横纹

    D.中指末节横纹   E.食指末节横纹

3.曲池定位时屈肘，成直角，当肘横纹外端与肱骨外上髁连线中点，这是（ ）定位方法

    A.骨度分寸定位法   B.体表解剖标志定位法   C.手指同身寸取穴法

    D.简便取穴法   E.随意取穴法

4.手指同身寸取穴法常用的手法有（ ）

    A.食指同身寸   B.无名指同身寸   C.中指同身寸

    D.板指同身寸   E.手掌同身寸

实训二 中医毫针针刺

一、学习目标

▶▶ 知识目标

能说出毫针针刺前的练习和准备；简述毫针的操作要领及注意事项。

▶▶ 能力目标

学会毫针的持针法、进针法、行针法、补泻法、留针与出针等基本操作；明确晕针、滞针、弯针、断针、血肿、气胸、刺伤内脏的处理方法。通过他人和自我的行针练习，做到熟练而随心，达到临床实践的目的。

▶▶ 素质目标

培养端正的学习态度，细心、严谨的工作作风；具有关爱患者的意识。

二、重点与难点

（一）重点

1.操作进针、出针及常用手法和指力练习。

2.针刺得气的判断。

（二）难点

1.针刺角度和深度的把握。

2.针刺异常情况的判断和处理。

三、适应证与禁忌证

（一）适应证

各种急慢性疾病。

（二）禁忌证

1.部位禁忌　脏器部位不可针刺，大血管所过之处应禁忌，重要关节部位不宜针刺。

2.腧穴禁忌　孕妇禁针合谷、三阴交、缺盆以及腹部、腰骶部腧穴，小儿禁针囟门。

四、实训内容

（一）操作前准备

1.物品准备　治疗盘、毫针盒、0.5%碘伏、棉签、棉球、镊子、弯盘，必要时准备毛毯和屏风等。

2.体位准备　根据针刺穴位的不同，选择适宜的体位，充分暴露针刺部位，以操作方便、患者感觉舒服、肌肉放松能持久留针为宜。

（二）操作步骤

1.进针方法　一般将持针的手称为"刺手"，辅助针刺的手称为"押手"。进针方法包括单手进针、双手进针两种方法。临床常用的双手进针法主要有以下几种。

（1）指切进针法　用押手拇指或食指端切按在腧穴位置的旁边，刺手持针，紧靠押手手指甲面将针刺入腧穴。本法适用于短针的进针。

（2）夹持进针法　用押手拇、食二指持捏无菌干棉球，夹住针身下端，将针尖固定在所刺腧穴的皮肤表面位置，刺手捻动针柄，将针刺入腧穴。本法适用于长针的进针。

（3）舒张进针法　用押手拇、食二指将欲针刺腧穴部位的皮肤向两侧撑开，使皮肤绷紧，刺手持针，使针从押手拇、食二指的中间刺入。本法主要用于皮肤松弛部位腧穴的进针。

（4）提捏进针法　用押手拇、食二指将欲针刺腧穴部位的皮肤提起，刺手持针，从捏起皮肤的上端将针刺入。本法主要用于皮肉浅薄部位腧穴的进针，如印堂穴。

2.针刺角度和深度　针刺的角度和深度，是对毫针刺入皮下后的具体操作要求。

（1）角度　针刺角度是指针身与皮肤表面所形成的夹角；一般分为以下三种。

1）直刺　是针身与皮肤表面呈90°刺入。此法适用于人体大部分腧穴。

2）斜刺　是针身与皮肤表面约呈45°刺入。此法适用于肌肉浅薄处或内有重要脏器，或不宜直刺、深刺的腧穴。

3）平刺　也称横刺、沿皮刺，是针身与皮肤表面呈约15°或沿皮以更小的角度刺入。此法适用于皮薄肉少部位的腧穴，如头部的腧穴等。

（2）深度 针刺的深度是指针身刺入人体内的深浅度，针刺的深浅必须得当。临床上应结合患者的体质、年龄、病情、部位等具体情况加以确定。

1）年龄 年老体弱、气血衰退、小儿娇嫩、稚阴稚阳者，均不宜深刺。中青年身强体壮者，可适当深刺。

2）体质 对形瘦体弱者，宜相应浅刺；形盛体强者，宜深刺。

3）病情 阳证、新病宜浅刺；阴证、久病宜深刺。

4）部位 头面、胸腹及皮薄肉少处的腧穴宜浅刺；四肢、臀、腹及肌肉丰满处的腧穴可深刺。

5）季节 针刺深浅的要求也不同，一般原则是春夏宜浅、秋冬宜深。

针刺的角度和深度相互关联，一般来说，深刺多用直刺，浅刺多用斜刺、平刺。

3. 行针 行针的基本手法是毫针刺法的基本动作，主要有提插法、捻转法两种。

（1）提插法 将针刺入腧穴一定深度后，施以上提下插的操作手法。针由浅层向下刺入深层的操作谓之插，从深层向上引退至浅层的谓之提；如此反复地上下呈纵向运动的行针手法，即为提插法。提插幅度的大小、层次的变化、频率的快慢和操作时间的长短，应根据患者的体质、病情、腧穴部位和针刺目的等灵活掌握。

（2）捻转法 将针刺入腧穴一定深度后，施向前向后捻转动作，使针在腧穴内反复前后来回旋转的行针手法。捻转角度的大小、频率的快慢、时间的长短等，需根据患者的体质、病情、腧穴的部位、针刺目的等具体情况而定。

4. 得气 是指毫针刺入腧穴一定深度后，施以提插或捻转等行针手法，使针刺部位获得"经气"感应，谓之得气。针下是否得气，可以从患者对针刺的感觉和反应、医者对刺手指下的感觉等两方面加以判断。当针刺得气时，患者的针刺部位有酸、麻、胀、重等自觉反应，有时可出现局部的热、凉、痒、痛、蚁行等感觉，或呈现沿着一定方向和部位的传导和扩散现象。少数患者还会出现循经性肌肤瞤动、震颤等反应，有的还可见到针刺腧穴部位的循经性皮疹带或红、白线状现象。当患者有自觉反应的同时，医者的刺手亦能体会到针下沉紧、涩滞或针体颤动等反应。若针刺后未得气，则患者无任何特殊感觉或反应，医者刺手亦感觉到针下空松、虚滑。

5. 针刺补泻

（1）基础补泻

1）捻转补泻 ①补法：针下得气后，捻转角度小，用力轻，频率慢，操作时间短，结合拇指向前、食指向后（左转用力为主）者为补法；②泻法：针下得气后，捻转角度大，用力重，频率快，操作时间长，结合拇指向后、食指向前（右转用力为主）者为泻法。

2）提插补泻 ①补法：针下得气后，先浅后深，重插轻提，提插幅度小，频率慢，操作时间短者为补法；②泻法：针下得气后，先深后浅，轻插重提，提插幅度大，频率快，操作时间长者为泻法。

（2）其他补泻

1）疾徐补泻 进针时徐徐刺入，少捻转，疾速出针者为补法；进针时疾速刺入，多捻转，徐徐出针者为泻法。

2）迎随补泻 进针时针尖随着经脉循行去的方向刺入为补法，针尖迎着经脉循行去的方向刺入为泻法。

3）呼吸补泻 患者呼气时进针，吸气时出针为补法；吸气时进针，呼气时出针为泻法。

4）开阖补泻 出针时迅速揉按针孔为补法；出针时摇大针孔而不按为泻法。

5）平补平泻 进针得气后，施行均匀的提插、捻转手法。

（三）注意事项

1.不适宜在饥饿、饱食、饮酒、精神紧张、疲劳等情况下进行毫针针刺治疗。

2.对于体质虚弱、气血亏虚者，应采取卧位针刺治疗，避免发生晕针等现象。

五、测试练习与解析

答案解析

1.有关提插法叙述，不正确的是（　　）

　　A.将针刺入腧穴一定深度后，施以上提下插的操作

　　B.幅度不宜过大，一般以3～5分为宜

　　C.指力一定要均匀一致

　　D.频率应较快，每分钟100次左右

　　E.保持针身垂直

2.以下哪项不是得气的感觉或反应（　　　）

　　A.针刺部位有酸胀、麻重感

　　B.针刺部位出现热、凉、痒、痛、抽搐、蚁行等感觉

　　C.患者出现循经性肌肤恂动、震颤

　　D.医者刺手体会到针下空松、虚滑

　　E.医者刺手体会到针体颤动

3.对捻转补泻中补法的叙述，下列错误的是（　　）

　　A.捻转角度小　　　　　　　　　　　　　B.用力重

　　C.频率慢　　　　　　　　　　　　　　　D.操作时间短

　　E.拇指向前，食指向后（左转用力为主）

4.对捻转补泻中泻法的叙述，下列错误的是（　　）

　　A.捻转角度小　　　　　　　　　　　　　B.用力重

　　C.频率快　　　　　　　　　　　　　　　D.操作时间长

　　E.拇指向后，食指向前（右转用力为主）

5.对提插补泻中泻法的叙述，下列错误的是（　　）

　　A.先深后浅　　　　　　　　　　　　　　B.轻插重提

　　C.提插幅度大，频率快　　　　　　　　　D.操作时间长

　　E.以下插用力为主

实训三　中医舌诊

一、学习目标

▶▶ **知识目标**

能知晓舌诊的方法及常见舌象的表现和临床意义；学会望舌的内容、步骤及注意事项；简述正常舌象和淡白色、红舌、绛舌、白苔、黄苔、胖大舌、齿痕舌、裂纹舌等病理舌象及主病。

▶▶ **能力目标**

通过观察舌诊图片，能明确舌诊常见的病理表现及临床意义；观察舌头的变化情况，能正确判断人体正气的盛衰，分辨病位深浅，区别病邪性质，推断病情进退。能把舌诊应用到中医诊断学中，紧密临床，学以致用。

▶▶ **素质目标**

培养端正的学习态度和严谨的工作作风，具有关爱患者的意识。

二、重点与难点

（一）重点

1.舌诊的基本概念和理论。

2.舌象的观察和分析法，包括舌的颜色、形状、苔质等。

（二）难点

1.舌诊在中医诊断中的应用，包括辨证论治、疾病预防和保健等。

2.舌的部位划分及舌诊的临床意义。

三、实训内容

（一）操作前准备

1.物品准备 有色光源、无色光源，可染色食物（豆浆、牛奶、咖啡各一杯），甘草片、冰块若干、热水一瓶，一次性纸杯若干个，舌诊模型、舌诊教学光碟，舌诊图谱。

2.环境准备 中医诊断实训室，自然光线充足。

（二）操作步骤

1.舌诊的方法

（1）体位与姿势 取坐位或仰卧位，舌体放松，自然伸出口外，舌面平展，舌尖向下，伸舌不要过长，用力不要过度。

（2）顺序 先察舌体（色泽、形、态），再看舌苔（苔色、苔质），按照舌尖、舌中、舌侧、舌根的顺序依次观察，如有必要，最后察看舌下络脉。

（3）光线 以自然光线最好，或在日光灯下观察，光线强度适中，避免有色物体反射光线的干扰。

2.舌诊的内容 包括望舌质和望舌色。

（1）望舌质

1）望舌色

①淡红舌

特征——舌体淡红而润泽。

意义——正常人气血调和的征象；外感病初起，病情较轻浅，尚未伤及气血、脏腑。

②淡、白舌

特征——舌色比正常浅淡，白多红少，称为淡舌；舌色白，全无血色，称为枯白舌。

意义——主气血两虚，主阳虚。

③红、绛舌

特征——舌色较正常红，呈鲜红色者，称为红舌；较红舌更深或略带暗红色者，称为绛舌。

意义——主热证。舌色愈红，热势愈甚。绛舌比红舌热深。

④青、紫舌

特征——全舌呈均匀青色或紫色，或在舌色中泛现青紫色，称为青紫舌。

意义——主气血运行不畅。

2）望舌形

①荣、枯：是估计疾病的轻重和预后的依据。

荣舌——舌质滋润，红活鲜明。为有神，主病吉。

枯舌——舌质干枯，色泽晦暗，缺少血色。属无神，主病凶。

②老、嫩：是判断虚实的标志之一。

老舌——舌体坚敛苍老，纹理粗糙或皱缩，舌色较暗。主实证。

嫩舌——舌体浮胖娇嫩，纹理细腻，舌色浅淡。主虚证。

③胖、瘦

胖舌——舌体比正常人大而厚，伸舌满口，称为胖大舌。多属水湿停滞。

瘦舌——舌体比正常舌瘦小而薄，称为瘦薄舌。提示舌失濡养。

④点、刺

特征——点是指蕈状乳头增大，数目增多，乳头内充血水肿；刺是指蕈状乳头增大、高突，并形成尖锋，形如芒刺。

意义——脏腑阳热亢盛，血分热甚。结合点刺的部位还可推测热在何脏。

⑤裂纹

特征——舌面上出现各种形状的裂纹、裂沟，深浅不一，多少不等，统称为裂纹舌。病理性裂纹舌沟裂中无舌苔覆盖；先天性裂纹舌沟裂中有舌苔覆盖。

意义——由舌体失养所致，是全身营养不良的一种表现。

3）望舌态

①萎软

特征——舌体软弱无力，不能随意伸缩回旋。

意义——伤阴；气血俱虚。

②强硬

特征——舌体失其柔和，卷伸不利，或板硬强直，不能转动。

意义——主热入心包；或高热伤津；或风痰阻络。

③歪斜

特征——伸舌时舌体偏向一侧。

意义——肝风夹痰，或痰瘀阻滞经络。

④颤动

特征——舌体不自主地颤动，动摇不宁。

意义——动风的表现之一。

⑤吐弄

特征——舌伸于口外，不即回缩者，称为吐舌；伸舌即回缩如蛇舔，或反复舔口唇四周者，称为弄舌。

意义——心脾有热。

⑥短缩

特征——舌体卷缩、紧缩，不能伸长，严重者舌不抵齿。

意义——多为病情危重的征象。

（2）望舌苔

1）苔质

①薄、厚苔：主要反映邪正的盛衰。

薄苔——透过舌苔能隐隐见到舌体的苔，又称见底苔。见于正常人或表证。

厚苔——透过舌苔见不到舌体的苔，又称不见底苔。见于里证。

②润、燥苔：主要反映津液盈亏和输布情况。

润苔——舌苔干湿适中，不滑不燥。见于正常舌苔；或疾病过程中津液未伤。

滑苔——舌面水分过多，伸舌欲滴，扪之湿而滑。主寒、主湿。

燥苔——舌苔干燥，扪之无津，甚则舌苔干裂。津液耗损；湿浊内阻，津液不能上承。

糙苔——苔质粗糙。热盛伤津之重症（干结粗糙）。秽浊之邪盘踞中焦（粗糙而不干）。

③腻、腐苔

腻苔——苔质颗粒细腻致密，融合成片，中间厚边周薄，紧贴舌面，揩之不去，刮之不易脱落。主湿浊、痰饮、食积。

腐苔——苔质颗粒粗大而根底松浮，如豆腐渣堆铺于舌面，边中皆厚，揩之易脱，舌底光滑。主胃气衰败，湿浊上泛。

松苔——湿浊之邪欲解。

霉苔——气阴两虚，湿热秽浊之邪泛滥。

④剥苔、类剥苔。

特征——剥苔指舌苔部分或全部剥落，剥落处舌面光滑无苔。根据剥落的部位和范围不同，剥苔又分为前剥苔、中剥苔、根剥苔、花剥苔和镜面舌。类剥苔是指舌苔剥落处舌面不光滑，仍有新生苔质颗粒或乳头可见。地图舌指舌苔大片剥落，边缘突起，界限清楚，剥落部位时时移动者。

意义——主胃气匮乏，胃阴枯涸或气血两虚。

2）苔色

①白苔

特征——苔色白，透过舌苔可以见到舌体者为薄白苔；苔色白，透过舌苔不能见到舌体者为厚白苔。

意义——主表证、寒证。须结合苔质、舌质等情况综合分析。

②黄苔

特征——舌苔呈现黄色。

意义——主热证、里证。淡黄苔为热轻；深黄苔为热重；焦黄苔为热极。

③灰黑苔

特征——灰苔与黑苔同类，灰苔即浅黑苔。

意义——主里热或里寒的重证。

（三）注意事项

1.光线的影响。

2.饮食或者药物的影响。

3.口腔情况的影响。

4.伸舌姿势、伸舌时间的影响。

四、测试练习与解析

1. 舌萎软而淡白无华可见于（ ）
    A.气血虚衰   B.风痰阻络   C.肝肾阴亏
    D.热极伤阴   E.阴虚火旺

2. 舌短缩色青紫而湿润者多属（ ）
    A.痰湿内阻   B.寒凝筋脉   C.热盛津伤
    D.脾虚不运   E.气血俱虚

3. 舌苔苔质粗大疏松而厚，揩之易去为（   ）
    A.滑苔   B.糙苔   C.腻苔
    D.腐苔   E.无根苔

4. 舌苔脱落处舌面不光滑，仍有新生苔质颗粒者称（   ）
    A.花剥苔   B.地图舌   C.镜面舌
    D.光滑舌   E.类剥苔

答案解析

实训四　中医脉诊

一、学习目标

▶▶ 知识目标

熟知正常脉象和常见脉象的特征及其临床意义；学会切脉的方法，确定脉诊的体位及部位；能讲解正确的脉诊指法和脉诊的注意事项。

▶▶ 能力目标

学会脉诊的技能、方法和注意事项；能够熟练、规范地进行脉诊；学会运用脉诊理论分析临床各种症状和体征。

▶▶ 素质目标

培养端正的学习态度和严谨的工作作风，踏实好习有关知识，具备有关的基本技能。

二、重点与难点

（一）重点

1. 脉诊方法与注意事项。
2. 确定寸口的诊脉部位。

（二）难点

1. 脉象要素特征及常见脉象识别。
2. 正常脉象的形态、特点及生理变异。

三、实训内容

（一）操作前准备

1. 物品准备 脉枕。

2. 环境准备 要求有一个安静的内外环境。

3. 患者准备 诊脉前，先让患者休息片刻，使气血平静，避免运动及情绪的影响。

（二）操作步骤

1. 患者体位 诊脉时患者应取正坐位或仰卧位，前臂自然向前平展，与心脏置于同一水平，手腕伸直，手掌向上，手指微微弯曲，在腕关节下面垫一松软的脉枕，使寸口部位充分伸展，局部气血畅通，便于诊察脉象。

2. 医生指法 脉指法主要包括选指、布指、运指三部分。

（1）选指 医生用左手或右手的食指、中指和无名指三个手指指目诊察。指目是指尖和指腹交界棱起之处，是手指触觉较灵敏的部位。诊脉者的手指指端要平齐，即三指平齐，手指略呈弓形，与受诊者体表约呈45°为宜，这样的角度可以使指目紧贴于脉搏搏动处。

（2）布指 中指定关，医生先以中指按在掌后高骨内侧动脉处，然后食指按在关前（腕侧）定寸，无名指按在关后（肘侧）定尺。布指的疏密要与患者手臂长短与医生手指粗细相适应，如患者的手臂长或医者手指较细，则布指宜疏，反之宜密。定寸时可选取太渊穴所在位置（腕横纹上），定尺时可考虑按寸到关的距离确定关到尺的长度以明确尺的位置。寸关尺不是一个点，而是一段脉管的诊察范围。

（3）运指 指医生运用指力的轻重、挪移及布指变化以体察脉象。常用的指法有举、按、寻、循、总按和单诊等，注意诊察患者的脉位（浮沉、长短）、脉次（至数与均匀度）、脉形（大小、软硬、紧张度等）、脉势（强弱与流利度等）及左右手寸关尺各部表现。具体如下。

1）举法 是指医生用较轻的指力，按在寸口脉搏跳动部位，以体察脉搏部位的方法。亦称"轻取"或"浮取"。

2）按法 是指医生用较重的指力，甚至按到筋骨，体察脉象的方法。此法又称"重取"或"沉取"。医生手指用力适中，按至肌肉以体察脉象的方法称为"中取"。

3）寻法 是指切脉时指力从轻到重，或从重到轻，左右推寻，调节最适当指力的方法。在寸口三部细细寻找脉动最明显的部位，统称寻法，以捕获最丰富的脉象信息。

4）循法 是指切脉时三指沿寸口脉长轴循行，诊察脉之长短，比较寸、关、尺三部脉象的特点。

5）总按 即三指同时用力诊脉的方法。从总体上辨别寸关尺三部和左右两手脉象的形态、脉位的浮沉等。总按时一般指力均匀，但亦有三指用力不一致的情况。

6）单诊 指用一个手指诊察一部脉象的方法。主要用于分别了解寸、关、尺各部脉象的形态特征。

3. 平息 医生在诊脉时注意调匀呼吸，即所谓"平息"。一方面医生保持呼吸调匀，清心宁神，可以自己的呼吸计算患者的脉搏至数；另一方面，平息有利于医生思想集中，可以仔细地辨别脉象。

4. 切脉时间 一般每次诊脉每手应不少于1分钟，两手以3分钟左右为宜。

诊脉时应注意每次诊脉的时间至少应在五十动，一则有利于仔细辨别脉象变化，再则切脉时初按和久按的指感有可能不同，对临床辨证有一定意义，所以切脉的时间要适当长些。

（三）注意事项

1.注意患者卧位时，如果侧卧则下面手臂受压，或上臂扭转，或手臂过于高或过于低，与心脏不在一个水平面时，都可以影响气血的运行，使脉象失真。

2.医生诊脉所用三指或患者脉诊局部有皮肤等病变时，则不宜用该侧进行诊脉操作。

3.诊脉过程中如察其脉律不匀、有间歇的现象时，应适当延长诊脉时间，注意间歇出现是否有规律。

4.重视生理异常脉位，常见有反关脉与斜飞脉。

5.切脉时要聚精会神，注意调息，保持安静的环境。

四、测试练习与解析

答案解析

1.诊脉手法中手指用力较重的是（　　）

    A.举法   B.按法   C.寻法

    D.推循   E.触指

2.医生用较轻的指力诊脉的手法是（　　）

    A.举法   B.按法   C.寻法

    D.推法   E.单按

3.脉诊的"寻"法是指（　　）

    A.轻按   B.重按   C.左右推寻

    D.从重到轻   E.一指按其寸口

4.脉象八要素不包括（　　）

    A.脉位   B.脉率   C.脉伏

    D.脉长   E.脉势

参考文献

［1］周建军.临床医学实践技能［M］.北京：人民卫生出版社，2020.

［2］韩清华，孙建勋.内科学［M］.8版.北京：人民卫生出版社，2019.

［3］龙明，张松峰.外科学［M］.8版.北京：人民卫生出版社，2018.

［4］谢幸，孔北华，段涛.妇产科学［M］.9版.北京：人民卫生出版社，2018.

［5］王卫平.儿科学［M］.9版.北京：人民卫生出版社，2018.

［6］战丽彬.中医学基础［M］.北京：人民卫生出版社，2023.

［7］于学忠，陆一鸣.急诊医学［M］.2版.北京：人民卫生出版社出版，2021.

［8］刘柏炎，梁丽英.中医学基础［M］.3版.北京：中国中医药出版社，2021.

［9］何建成，张忠德.中医学基础［M］.3版.北京：人民卫生出版社，2021.

［10］韩扣兰，王建国.急诊医学［M］.2版.北京：中国医药科技出版社，2023.

［11］傅晓.外科学总论实验指导［M］.北京：人民卫生出版社，2017.

［12］国家卫生健康委员会，医师资格考试委员会.2024年版临床执业助理医师资格考试大纲［S］.2023.

［13］国家卫生健康委员会，医师资格考试委员会.2024年版乡村全科执业助理医师资格考试大纲［S］.2023.

［14］医师资格考试指导用书专家编写组.2023临床执业助理医师资格考试医学综合指导用书［M］.北京：人民卫生出版社出版，2022.

［15］医师资格考试指导用书专家编写组.2023临床执业助理医师资格考试实践技能指导用书［M］.北京：人民卫生出版社出版，2022.

［16］医师资格考试指导用书专家编写组.2024临床执业助理医师资格考试医学综合指导用书［M］.北京：人民卫生出版社出版，2024.

［17］医师资格考试指导用书专家编写组.2024临床执业助理医师资格考试实践技能指导用书［M］.北京：人民卫生出版社出版，2024.